MICHAEL SCHOPHAUS

Zu jung, um alt zu sein

Buch

Die Krankheit ist bisher kaum erforscht und nur schwer zu begreifen: Progerie, so mutmaßen Wissenschaftler, ist ein winziger Buchstabierfehler im menschlichen Erbgut. Ein Fehler mit dramatischen Folgen: An Progerie erkrankte Kinder altern bereits in jungen Jahren, schon früh fallen ihnen die Haare aus, Falten durchfurchen ihr Gesicht, mit sechs leiden sie an Arthrosen, mit acht bekommen sie Herzinfarkte oder Schlaganfälle. Bei Yasin wurde die Diagnose gestellt, als er kaum ein Jahr alt war. Der Journalist Michael Schophaus begleitete den kleinen Jungen im Kampf gegen eine Krankheit, die selbst Experten immer wieder neue Rätsel aufgibt. Michael Schophaus weiß, wie es sich anfühlt, das mutige Leben zwischen Hoffnung und Verzweiflung. Und er zeigt, wie engagierte Ärzte um höhere Erkenntnis und wissenschaftlichen Fortschritt ringen.

Autor

Michael Schophaus, geboren 1956 in Bottrop, studierte Sportwissenschaften in Köln. Nach der anschließenden Ausbildung an der Hamburger Journalistenschule ist er seit 1987 als freier Journalist tätig, u.a. für »Stern«, »taz« und große deutsche Magazine. Zur Zeit ist Schophaus Chefredakteur mehrerer Kundenzeitschriften. Er lebt mit seiner Frau und zwei Söhnen im Rheinland.

Von Michael Schophaus ist im Goldmann Verlag außerdem erschienen:

Im Himmel warten Bäume auf dich (15148)

Michael Schophaus

Zu jung, um alt zu sein

Die Geschichte einer rätselhaften Krankheit

GOLDMANN

FSC
Mix
Produktgruppe aus vorbildlich bewirtschafteten Wäldern und anderen kontrollierten Herkünften
Zert.-Nr. SGS-COC-1940
www.fsc.org
© 1996 Forest Stewardship Council

Verlagsgruppe Random House FSC-DEU-0100
Das für dieses Buch verwendete FSC-zertifizierte Papier
München Super liefert Mochenwangen.

1. Auflage
Taschenbuchausgabe April 2006
Wilhelm Goldmann Verlag, München,
in der Verlagsgruppe Random House GmbH

Umschlaggestaltung: Design Team München
Umschlagfoto und Fotos im Innenteil: Claudia Kempf
Redaktion: Regina Carstensen
KF · Herstellung: Str.
Druck und Bindung: GGP Media GmbH, Pößneck
Printed in Germany
ISBN 10: 3-442-15279-8
ISBN 13: 978-3-442-15279-7

www.goldmann-verlag.de

Für Meral, Cennet, Ahmet, Mehmet, Ali und Yasin, besonders ihn. Bleib so stark, damit du deinen Frieden findest und wie deine Mutter in den Träumen die frische Erde deiner Heimat riechst.

Inhalt

Das Altern beginnt mit der Geburt als eine festgesetzte Änderung von Stoff, Form und Leistung der Zellen, Gewebe und Organe. Im allgemeinen Sprachgebrauch ist Altern die letzte Phase des Lebenszyklus.

(aus DBG Handlexikon)

Vorwort

Als für dieses Buch der Auftrag kam, war mir klar, das wird mehr als eine ganz normale Geschichte. Ich wusste, es wird die Auseinandersetzung mit dem Leben und Tod eines Kindes, mit den stillen Grausamkeiten der Natur, dem Schrei nach Hoffnung, dem stummen Entsetzen unserer Hilflosigkeit, und ich kann nur sagen, ich fürchtete mich schon sehr davor. Zu erleben, wie ein Kind alt wird, wie sich vor seine unschuldige Jugend eine kleine, greise Maske schiebt, wie sich tiefe Falten in einen Körper graben, der eigentlich glatt und frisch sein sollte, und ganz nah mitzubekommen, wie es in viel zu großen Schritten Richtung Endgültigkeit verschwindet. Ja, so etwas war mehr als nur ein Auftrag. Mehr als nur Schreiben und Geldverdienen. Es erschien mir wie eine Kriegsberichterstattung aus der Hölle der verbrannten Seelen dieser Welt.

Eigentlich war das für mich keine neue Erfahrung. Kinder leiden zu sehen, mit ihnen zwischen Elend, Mut und Trauer zu schwanken und sie zu begleiten auf ihrem schmalen Grat, den das Schicksal ihnen ließ. Ich habe Bilder vom Sterben im Kopf, die ich niemals mehr loswerde, weil es Bilder vom Sterben von Kindern sind, deren Leben erst anfangen sollte. Sie hatten Krebs, sie waren schwerkrank und lagen geschwächt auf dem Bett, sie kotzten, wenn ihnen übel wurde von der Chemotherapie, sie freuten sich, wenn ihnen wieder Haare wuchsen, und zum Glück blieben die meisten von ihnen tapfere Sieger im Kampf gegen den Feind. Es gab ja auch viele

Möglichkeiten, ihn zu besiegen, und die Ärzte setzen alle Waffen ein, die ihnen zur Verfügung standen. Sie bestrahlten und spritzten, sie wetzten das Skalpell, sie mischten das Gift, sie wussten immer, was sie machen mussten, weil Krebs zwar heimtückisch und unberechenbar ist, aber gern auch in jede Falle gerät, die man ihm stellt. Nur manchmal eben frisst er sich hungrig durch einen Körper, bis er stirbt. So wie bei meinem kleinen Sohn.

Nun aber ging es um eine Krankheit, gegen die es keine Medizin gibt. Nun sollte ich über die Krankheit eines Kindes schreiben, die man noch weniger als Krebs versteht. Weil sie den Schrecken im Gesicht trägt, weil sie in eiliger Scheußlichkeit das Dasein überholt und es zur Zeit nichts, aber auch nichts gibt, was man dagegen tun könnte. Diese Krankheit heißt Progerie, und sie ist fast so selten wie die Wahrscheinlichkeit, dass in der nächsten Woche die Welt untergeht. Sie lässt sich nicht begreifen und schon gar nicht richtig erklären, weil kaum einer etwas weiß über sie. Ein Defekt in den Genen, ein paar Zellen, die durchgeknallt sind, die verrückt spielen und sich beeilen mit einem Leben, das an den Kindern im Zeitraffer vorüberzieht. Wer kann das schon begreifen? Sie macht junge Menschen zu Greisen, sie beschleunigt unaufhaltsam deren Zeit, und die Frage nach dem *Warum* ist so sinnlos wie bei jeder schlimmen Krankheit, die unsere Kinder betrifft. Warum das Warum kennen, wenn bis heute nicht einmal geklärt wurde, wie das Wie entstand?

Ich schaute mir Bilder an, nahm mir einige Artikel über die Progerie vor, und niemals während meiner Arbeit als Journalist habe ich derart viel über die Dramatik von Existenz gelesen. Niemals zuvor haben sich mir so sehr biologische Wichtigkeiten eingeprägt, die man erst dann bemerkt, wenn die Natur völlig irrsinnig wird. Ich las von großen Köpfen und schrumpfenden Rümpfen, vom Abbau des Unterhautfettgewebes, von steifen Gelenken, von *spontanen dominanten Mutationen*, von Schlaganfällen mit acht und Herzinfarkten mit zehn Jahren, und als ob das nicht alles schon genug wäre, gipfelte diese stille Verzweiflung, diese verdammte Wut und dieses fürchterliche Ausgeliefertsein in der Frage einiger betroffenen Eltern: »Warum kann unser Kind nicht einfach nur Krebs haben?«

Wie gesagt, es war kein normaler Auftrag, und sicher hätte ich diesen Eltern, deren traurige Entrüstung ich wirklich gut verstehen konnte, gern einiges darüber erzählt, wie verdammt aussichtslos auch Krebs sein kann. Wie sehr man bei jedem Tropfen Hoffnung in den Adern seiner Kinder an ihren Betten saß und weinte und den lieben Gott verfluchte – doch mit einem hatten diese Eltern natürlich Recht. Diese Krankheit, die täglich eine Woche älter macht, ist eine Unberechenbarkeit der Schöpfung, ein taktloser Vorwitz der Gene und eine Beschleunigung von Gefühlen, die dir irgendwann auch durch deinen eigenen Körper rast, wenn du auf ein Kind mit Progerie triffst. Dann guckst du zu ihnen herab, bückst dich ihnen entgegen, wenn du mutig bist, und denkst, du siehst dort ein kleines fremdes Wesen. Weil du nicht begreifst, was du da siehst. Weil du nicht begreifen kannst, was du da siehst. Einen freundlichen Zwerg mit langer, krummer Nase, runzeligen Falten im Gesicht, haarlosem Schädel, dünnen, zittrigen Fingern und einer gebückten Gleichgültigkeit, die dir zu sagen scheint: Denk doch über mich, was du willst! Lass mich zufrieden mit deinen blöden Vorurteilen! Hau doch ab oder hab mich gern! Sie schlürfen müde herum, weil sie schon ihre Arthrosen spüren oder die Gelenke sie plagen, und sie oft so schwach sind, dass sie keine Schultasche mehr tragen können, doch man merkt bei jedem ihrer schleppenden Schritte, nach jedem Ton ihrer piepsigen Stimme: Dahinter steckt Weisheit und Verstand, dahinter blitzen die Augen eines frischen, wachen Geistes. Hinter ihrer alten Fassade lauern die Wünsche, die Hoffnungen und Ängste eines ganz gewöhnlichen Kindes.

Aber natürlich wissen sie ganz genau, dass sie nicht gewöhnlich sind. Dass sie anders als die anderen sind und niemals ein Leben führen können wie ihre Freunde in der Schule, die herumtollen, ohne dass ihnen gleich die Knie wehtun oder die knochigen Füße schmerzen. Außerdem werden sie oft ausgestellt in einer Gesellschaft, die voll von dreister Neugier ist, und schaut man in die Zeitungen, bleibt bloß noch zorniges Unverständnis über die Darstellung einer Krankheit, die es nur vierzig-, fünfzigmal gibt auf der Welt. Da heißt es: *Svenja, das Greisenkind! Das Rätsel des Verfalls! Alles Gute, alter Junge! Sie nannten ihn Marsmensch! Der Tod des Alien!* Hilflose Schlagzeilen, die nur dumm und reißerisch klingen. Ich empfand sie als die Verniedlichung eines Leidens, das keiner von uns begreifen kann, ich sah darin eine große, menschliche Schwäche, das Verkitschen eines Phänomens, das uns Angst macht, weil es nicht passen will zu allem, was wir eigentlich über Kinder wissen wollen. Wie soll man auch verstehen, dass ein Kind so eilig älter wird und vor dir stirbt? Wer kann denn auch einem Jungen in sein Gesichtchen blicken, in dem die müden Augen in den Höhlen hängen, in dem man jede kleine Ader sieht, durch das ein kurzes Leben schimmert, und die welken Ohren wirken, als hätte man sie beim Schöpfen ganz vergessen? Wer zum Teufel soll verstehen, wenn ein altes Mädchen mit kurzem Atem vor dir steht, nur weil es nur mal sorglos durch die Kindheit hüpfen wollte? Wen lässt es ehrlich kalt, dieses fiese Spielchen der Natur?

Mir fiel es nicht gerade leicht, so kurz nach dem Tod meines eigenen Kindes wieder *darüber* zu schreiben, warum es einfach keine Gerechtigkeit gibt auf dieser Welt. Warum es Kinder gibt, die gesund sind und heiter und einen Weg voller Glück gehen, und andere vom Schicksal aus der Bahn geworfen werden. Warum die einen nichts wissen von den Unregelmäßigkeiten eines Ablaufs, den sie im Werden und Vergehen Leben nennen, und andere schon dankbar sind, wenn man sie nicht mit Spritzen, Schmerzen oder Vorurteilen daran stört, Kind zu sein, einfach nur Kind zu sein, und sonst nichts. Die gute Sorglosigkeit zu spüren, sich auf die Freude seiner Spiele einzulassen und in der schönen Gewissheit älter zu werden, dass alles seinen Sinn und Platz hat in der Entwicklung eines Kindes. Aber wie nur soll man von Sinn sprechen bei einer Krankheit, in der die Zeit völlig außer Kontrolle geraten ist? Wie soll man den tröstlichen Rhythmus des Alltags aufnehmen können, wenn irgendjemand mit wilder Entschlossenheit an den Zeigern deiner Lebensuhr dreht? Wie soll das gehen, Kind zu sein, während es in großen Schritten über alle zeitlichen Schwellen springt?

Und dann kommt da noch etwas anderes hinzu. Diese Unheimlichkeit der Krankheit, diese dunkle Unberechenbarkeit und schleichende Angst davor, wie dein Kind am nächsten Morgen aussieht. Ob wieder eine Ader mehr hervortritt, ob sich ein Finger versteift hat in der Nacht oder die Haut so hart geworden ist, dass sich der kleine Körper wie gefangen fühlt in seinem ledernen Korsett. Ja, zugegeben, wenn auch nur unter traurigen Erinnerungen an mein geliebtes Kind: Krebs ist da viel leichter zu durchschauen, weil man ihn sichtbar machen kann mit Ultraschall und hellen Punkten auf den Bildschirmen hochmoderner Apparate in der Medizin. Man kann ihn ertasten unter dem Bäuchlein der Patienten, ihn auf Bildern zeigen, ihn mit der Bestrahlungspistole in glücklichen Fällen zur Aufgabe zwingen oder sein böses Wuchern mit dem Skalpell beenden. Aber was bleibt bei der Progerie? Es bleibt die Angst, die einem tief im Hals steckt, weil man kaum reden will über Kinder, die durchs Leben rasen, weil man nicht verstehen will, dass da eine Krankheit in irgendwelchen Genen schlummert und nicht besiegt werden kann. Gene sind nicht fassbar, sie setzen uns zusammen und prägen unseren Körper bis in alle Ewigkeit. Bei einer Progerie aber sind sie lockere Bausteine geworden, die umgestürzt sind zu einem hohen, wackligen Berg, unter dem die Hoffnung auf jegliche Normalität begraben wurde. Sie sind zerborsten, und keiner weiß, wie man sie wieder kitten kann.

Jedenfalls war ich mir bald sicher, dass es kaum einen Sinn machte, Krankheiten von Kindern nach ihrer Trostlosigkeit einzuteilen. Sie an ihrer Verzweiflung zu messen und dem Grad ihrer Aussichtslosigkeit. Aber so sehr ich mich in diesem Buch mit der Progerie beschäftigte, immer traf ich auf einen unheimlichen Verdacht, auf schlimme Befürchtungen, die nur allzu oft bestätigt wurden, und die zaghafte Unerfahrenheit, mit der sich Ärzte oder Eltern dieser so unglaublich seltenen Hinfälligkeit näherten. *Progerie!* Was wusste man schon darüber? Denn dass man nichts darüber weiß, bereitet Angst und Unbehagen vor dem genetischen Amoklauf eines kleinen Körpers, der schneller älter werden will, anstatt die Jahre seiner Jugend in aller Ruhe zu genießen. Was anderes als Furcht kann sich auch sonst daraus entwickeln?

Der Traum vom Feuer

Da hatte ich nun den Auftrag, er lag als kleiner Zettel auf dem Schreibtisch, ich hatte zugesagt und hasste mich dafür. Du spinnst, sagte ich mir, warum machst du das, so wenige Jahre nach dem Tod deines Kindes? Du weinst noch immer um ihn an seinem Grab, und jetzt willst du dich mit einer Krankheit beschäftigen, die deine Ängste nur mehr schüren und dich noch schlechter schlafen lassen wird? Keiner zwingt dich dazu, sagte ich mir, lass es sein, diese Geschichte können doch auch andere machen, und dabei schlich ich tagelang um meinen Schreibtisch herum, ohne den Zettel in die Hand zu nehmen, auf dem der Name eines Arztes stand. Zwei Jahre hatte ich Zeit, und so redete ich mir ein, dass die paar Tage nicht zählten, die mit meinem Zögern verstrichen. Aus den Tagen wurden Wochen, und irgendwann, als die ersten Nachfragen aus der Redaktion kamen, fasste ich mir ein Herz und begab mich auf die mühsame Suche nach einer Wahrheit, die nur ganz kleine Schritte zulassen sollte. Schritte, die schmerzten, Schritte, die sich zwischen Trauer und Hoffnung spreizten, Schritte über lange Wege voller Tränen, Schritte, die mich später immer aber auch neugieriger machten.

Irgendwann rief ich Thomas Brune an. Das war der Arzt, dessen Nummer auf dem Zettel stand, und schon an seiner Stimme glaubte ich zu erkennen, wie wichtig er die Angelegenheit nahm. Wie außergewöhnlich für ihn die Entdeckung einer Krankheit war, die er bisher auch nur aus Büchern kannte. Er klang beinahe begeistert, als er mir von dem kleinen türkischen Jungen erzählte, über den ich demnächst schreiben wollte, aber er klang auch sehr besorgt, wenn er von dem Leid der Familie sprach. Ich merkte gleich, er ist ein Arzt, der nicht nur die Tummelplätze seiner Eitelkeiten kennt, der nicht hilft und forscht, um sich selbst zu gefallen. So wie er redete, hatte er wohl auch immer die Dinge des Lebens im Blick, die sich nicht mit dem Skalpell regeln lassen.

Er sprach von Glaube, Ohnmacht und Vertrauen, und als sein Ton ernster wurde, sprach er von Schlaganfällen, Herzinfarkten und verkrümmten Fingern. Ich muss diese Krankheit erst begreifen, sagte er, bevor ich sie bekämpfen kann. Das tut gut, dachte ich, kein Gott in Weiß, der sich in der Allmacht seines Wissens gefällt, er steht dazu, dass ihm die Progerie unheimlich ist, und zieht es vor, sich in einer glaubhaften Bescheidenheit zu wähnen. Wie oft hatte ich Ärzte am Krankenbett meines Sohnes kennen gelernt, die immer alles besser wussten und Hoffnungen vor sich herschoben, die sie so lange gewissenlos verbreiteten, bis sie sich feige aus den Zimmern stahlen, wenn der Tod vor den Türen der Kinder stand. Dann gingen sie und kamen nicht wieder. Doch was sagte mir Herr Brune? Ich muss erst begreifen, bevor ich etwas unternehmen kann. Das war eine kluge Einsicht, die mir gefiel, und daran änderte sich auch nichts, als wir zum ersten Mal aufeinander trafen.

An einem heißen Juninachmittag im Sommer 2002 fuhren wir gemeinsam mit dem Auto in eine kleine Stadt bei Dortmund, um die Familie des kranken Kindes zu besuchen. Auf dem Weg dorthin erzählte mir Thomas Brune, wie alles angefangen und sich ihm ganz langsam eine Krankheit ins Bewusstsein geschlichen hatte, die stets weit weg war, so weit weg und nicht vorhanden in dem Alltag eines Arztes, dass er fast erschrak, als er die Diagnose eines Tages in den Händen hielt. Ein paar Wochen vorher war die Mutter des kleinen Jungen zu ihm in die Uniklinik Münster gekommen, und wenn er ehrlich ist, bemerkte er sie nur, weil sie auf einem Flur mit anderen, wartenden Eltern so eindringlich nach ihm verlangte, dass es keiner wagte, sich ihr in den Weg zu stellen. Sie war sehr aufgeregt und wollte sich nicht vertrösten lassen, zu lange schon wurde sie getrieben von einem scheuen Verdacht, dass irgendetwas mit ihrem zehn Monate alten Sohn nicht stimmte. Seine Haut war hart und ledern, sie hatte große, verhornte Flecken, und beim Wickeln fielen ihr immer diese dünnen, steifen Beine auf, die sich nicht so strecken ließen, wie er wollte. Außerdem blieben seine Haare in der Bürste hängen, er aß und wuchs nicht richtig und klammerte sich hilflos mit krummen Fingern an ihre Brust.

Sie hatte Angst, als sie ins Krankenhaus kam, sie zitterte am ganzen Körper, sie konnte nicht schlafen, und sie fürchtete sich davor, verrückt zu werden, weil man sie für eine hysterische Mutter halten könnte, die wegen jedem kleinen Schnupfen gleich zum Doktor rennt. Doch sie wusste, mit meinem Kind stimmt was nicht, es war ein unheilvolles Gefühl, das sich nicht richtig erklären ließ, ein Instinkt brannte ihr auf der Seele, den wohl nur Mütter wahrnehmen können. Sie wollte die Wahrheit, jetzt und gleich, sie wollte wissen, warum ihr Sohn so viele Runzeln hatte und eine lange, spitze Nase, und nichts hasste sie mehr als taube Ohren und grinsende Überheblichkeiten. Sie hatte Tränen in den Augen vor Verzweiflung, und als man sie im Krankenhaus doch wieder abweisen wollte, rief sie angeblich so laut, dass es jeder hören konnte: »Auch Türken haben kranke Kinder!«

Thomas Brune bat sie herein, kommen Sie nur, sagte er, bleiben Sie ruhig, aber schon während er bei dem kleinen Jungen die ersten Untersuchungen anstellte, kam ihm ein erster, leiser Verdacht. Er wollte es selbst nicht glauben, alles sträubte sich in ihm, und eine seltsame Erregung stieg in ihm hoch, als habe er gerade eine neue medizinische Entdeckung gemacht. Sein Wissen sprudelte ihm im Hirn, seine Gedanken tobten, aber noch weigerte sich sein Verstand, das anzunehmen, was er vermutete. Er schaute dem kleinen Jungen in den Mund, befühlte Arme und Beine, tastete ihm den ausgezehrten Körper ab, bemerkte sein verändertes Schlüsselbein und suchte nach weiteren Hinweisen für seine schlimme Befürchtung. Doch je länger er suchte, desto mehr bestätigte sich seine Vermutung: Er hatte einige typische Merkmale der Krankheit *Progerie* entdeckt.

Bisher kannte Thomas Brune diese Krankheit nur von Bildern, er hatte noch nie ein Kind damit gesehen, weil sie so unglaublich selten ist. Progerie! Er fühlte sofort die Dramatik dieses außerordentlichen Augenblickes, sie kribbelte ihm bis in die Fingerkuppen, und obwohl er sich noch nicht sicher war, empfand er eine große Erregung für seine vorsichtige Mutmaßung. Das hier war kein Keuchhusten, kein Scharlach, keine Lungenentzündung oder womit man es sonst so oft zu tun hatte. Nein, das hier war wahrscheinlich die Tragik einer körperlichen Kümmernis, wie er sie nicht oft erlebte. Er war zwar ein sehr erfahrener Arzt, der mit seinem Kollegen Thorsten Marquardt schon schwere Störungen des Stoffwechsels erforscht und erfolgreich behandelt hatte. Sie hatten Kindern geholfen, wieder Kinder zu sein und nicht bewegungslos im Bettchen zu siechen. Sie hatten jungem Leben wieder Mut und sich in Deutschland einen großen Namen gemacht. Doch das hier, wussten sie, das hier könnte auch für sie der Anfang für ein neues medizinisches Denken werden. Für die Erkenntnis, wie scheußlich eilig es das Dasein manchmal hat und wie wenige Mittel es dabei aufhalten konnten.

Natürlich musste sich der Verdacht aber zuerst bestätigen. Thomas Brune röntgte den kleinen Jungen, machte Fotos und nahm ihm Blut ab, beriet sich lange mit Torsten Marquardt und schickte eine Gen-Probe zu einem befreundeten Fachmann nach München. Die Antwort ließ nicht lange auf sich warten, sie kam kurz, mitleidlos, und sie klang fast ein wenig begeistert, Progerie, schrieb der Experte, Progerie, wie sie eindeutiger nicht sein konnte, und Thomas Brune lief es kalt den Rücken herunter. Ich habe schon viel Leid gesehen, sagte er mir während der Autofahrt, es regt mich immer wieder auf, ich will helfen, soweit es in meiner Macht steht, doch bei dieser grausamen Krankheit muss ich nicht nur an das Kind, sondern auch an die große Not der Familie denken. Nach langem Zögern zeigte er Meral Sancar, wie die Mutter des Jungen hieß, ein paar Tage später Bilder von Kindern mit Progerie. Dort sah sie Kinder mit Glatzen, Kinder mit riesigen Köpfen auf erbärmlich winzigen Körpern, Kinder mit traurigen, wimpernlosen Augen, Kinder mit tiefen Wangenhöhlen und krummen Nasen, Kinder, vor deren unschuldige Gesichter sich eine greise Maske schob, Kinder, an denen das Leben im Zeitraffer vorüberzog.

Lieber Gott, rief sie beim Betrachten der Bilder, was für Kinder! Niemals wird mein hübscher Sohn so aussehen wie sie! Diese verschrumpelten Rümpfe auf schwachen, steifen Beinen, diese haarlosen Schädel, durch die der Tod lächelte, diese breiten Runzeln, die sich in ihre schlaffen Backen gruben, diese schleppende, gebückte Gleichgültigkeit, die sie beschwor: Ertrage mich oder verschwinde wieder! Sie alle erlebten den Amoklauf ihrer Zellen, sie trugen den Schrecken von Vergänglichkeit auf ihren müden Mienen und waren der lebende Beweis dafür, wie unberechenbar die Schöpfung sein kann. Meral Sancar wischte sich die Tränen weg, sie weinte, weil ihr die Bilder so grausam erschienen, Bilder, die sie noch gar nicht begriff und wohl auch niemals begreifen würde. Sie weinte aus Angst vor der Zukunft, wegen dieser Brutalität von Natur, die sich nicht beherrschen ließ, weil ein paar Gene durchgeknallt waren. Aber sie konnte die Augen nicht verschließen und musste der Wahrheit ins Gesicht sehen, so sehr es auch schmerzte. Kinder mit Progerie können Herzinfarkte, Schlaganfälle oder Gicht bekommen, wenn die Spielgefährten gerade zum ersten Mal zur Schule gehen. Sie haben Schmerzen in ihren Gelenken, sie schlurfen erschöpft durch eine Kindheit, die niemals beginnt, sie werden erbarmungslos vom Alter gejagt und wenn sie zehn sind, ist ihr Körper siebzig, weil sie dem Alter nicht entkommen können. Thomas Brune hatte versucht, der Mutter das Grauen dieser Bilder zu nehmen, er wollte sie mit ihrer Angst vor der Zukunft versöhnen, aber er wusste auch, dass er die Pflicht hatte, ihr nichts zu verschweigen.

Als wir vor der Haustür standen und klingelten, wurden wir sehr freundlich empfangen und ich hatte sofort das Gefühl, auf eine Ehrlichkeit zu treffen, die dir tief in dein Herz stößt. Meral Sancar stand dort mit einem Gesicht, das gleichzeitig lachen und weinen konnte, sie breitete ihre Arme aus, und wenn ich ein Kind gewesen wäre, hätte ich mich bestimmt gleich an sie gepresst. Es war eine gemütliche Enge, in die wir hineingezogen wurden, ich konnte ihr nicht widerstehen, und obwohl ich eher ein abwartender, scheuer Mensch bin, taute ich bei so viel menschlicher Wärme schneller auf, als mir lieb war. Sie ging auf mich zu, ich konnte ihr gar nicht ausweichen, sie trug eine Haut wie dunkle Seide, an Hals und Fuß glitzerten Ketten, und sie zeigte mit strenger Miene auf ein Schriftstück aus dem Koran, das vor Gästen mit schlechten Absichten warnte und ein wenig schief über dem Türeingang hing. Irgendwie glaubte ich mich wie in einem Märchen, in dem du alle Vorsicht aufgibst und dich von den Geschichten treiben lässt, es war etwas an dieser ersten Begegnung, das dem Drama seiner kommenden Bedeutung gerecht werden sollte, aber noch wollte ich nicht daran denken, dass dieses Märchen eines Tages schlecht ausgehen würde.

Diese Nähe, diese Wärme, dieses mutige Vertrauen überraschte mich sehr, ich hatte es nicht erwartet bei einer türkischen Familie, die in Deutschland lebt und sich bei so großem Leid eigentlich auch im stillen Trotz zurückziehen könnte. Schließlich kam ich hier als jemand, der sich von nun an in ihr Leben einmischen musste, um ihre Ängste zu verstehen, der sie mit traurigen Fragen stören würde und dann ihren Schmerz heraustragen wollte aus ihrer Vierzimmerwohnung im dritten Stock, damit dort draußen Menschen teilhaben konnten an ihrem Stolz, ihrer Ehre und ihrem starken Willen. Ich kam als Freund und ging als Freund, daran sollte sich auch in den nächsten zwei Jahren nicht viel ändern, und als ich nach meinem ersten Besuch aufbrach, kannte ich sogar ihre Träume. Das heißt, einen ganz bestimmten Traum, den Meral Sancar geträumt hatte, einen Traum, der ihr im Hals brannte, dessen böse Ahnung ihr die Kehle zuschnürte, der ihr im Bewusstsein stecken blieb und sich, so sehr sie sich auch mühte, nicht herunterwürgen lassen konnte. Es war ein Traum, in dem sie die fürchterliche Krankheit ihres Kindes zwar gesehen hatte, aber nicht begreifen konnte. Sie wusste nur, eine schlimme Endgültigkeit schleicht sich unter meine

Kissen, und bald würde nichts mehr so wie früher sein. Das alles wollte sie mir erzählen, sie glaubte wie so viele Türken an die Bedeutung ihrer Träume, aber bevor wir dazu kamen, stellte sie mir ihren kleinen, kranken Jungen vor.

Die ganze Zeit schon hatte ich erwartet, dass mir ein junger Greis entgegenwankt, eine zittrige Laune der Natur, die sich an meine Hosenbeine klammern würde, weil die Kraft zum Stehen fehlte. In meinem Kopf spuckten wirre Bilder von Kindern herum, die durch die Zeit rasten, es drängten sich kleine, traurige Gestalten auf, die mir ihre müden Gesichter zeigten, wenn ich nur die Augen schloss, und ich glaube, es war ein großer Fehler, dass ich vorher so viel über Progerie gelesen hatte. Dass ich mich anstecken ließ von dem menschlichen Schrecken über diese Krankheit, von dieser schleichenden Befürchtung, dass Logik nicht mehr funktioniert, wenn dir das Alter verächtlich ins Gesicht blickt.

Doch dann kam alles anders. Ich sah den Jungen und wusste nicht, warum ich ernsthaft daran zweifeln sollte, dass in dieser Welt nicht doch alles mit rechten Dingen zugeht. Ich sah ihn, wie er mit einem sanften Grinsen um die Ecke blickte, während sich der Rest seines winzigen Körpers noch hinter einer Tür befand. Ich schaute auf einen Kopf mit strenger, faltiger Stirn, aus der ganz oben schwarze Haarbüschel wuchsen, und ich dachte nur: Was für ein hübsches Kind! Was für ein Liebreiz seiner braunen Augen, mit denen er zu sprechen schien. Die Pupillen rollten friedlich in den Augenhöhlen, zwei große, geheimnisvolle Kugeln, die sich mit großer Neugier drehten, in denen sich seine Wünsche spiegeln konnten, aber bestimmt auch seine Vorsicht vor allem, was ihm fremd vorkam. Nie wieder werde ich diesen Moment vergessen. Diesen dunklen Kopf ohne Körper hinter der weißen Tür. Das ließ die konzentrierte Sicht auf eine Miene zu, die mich sofort in ihren Bann zog, sie wirkte eindringlich und verletzlich und nahm mich für die fast komisch wirkende Ansicht ein, dass hier ein krankes Kind versuchte, das Entsetzen seiner Zukunft zu verjagen, indem es mich mit einem stillen Lächeln für die Gegenwart gewinnen wollte.

Bei mir schaffte er es sofort, als er endlich vollständig zum Vorschein kam und in seinem Laufstuhl vor uns stehen blieb. Hier bin ich! Ich mochte ihn gleich, diesen traurigen Blick, der sich sekundenschnell mit Heiterkeit vermischen konnte, diese unberechenbaren Züge, die alle Stimmungen nach außen trugen, und während er dort stand mit seinen dreizehn Monaten, hatte ich das Gefühl, dass dieses Kind nichts, aber auch wirklich nichts mit einer Krankheit zu tun haben konnte, über die ich bisher so schreckliche Dinge erfahren hatte. Natürlich sah er krank aus. Natürlich war er anders. Er hatte die typische Nase, die spitz und knöchern ist, er schwitzte wegen seiner harten Haut so stark, dass seine Mutter ihm dreimal am Tag die Kleidung wechseln musste, wie sie uns sagte. Außerdem schlug ihm die Zunge gegen den Gaumen, und in der Nacht schnarchte er so laut, erfuhren wir, dass kaum einer schlafen konnte.

Doch hier und heute hatte ich den Eindruck, einen kleinen Prinzen in einem Laufstuhl vor mir zu haben, er saß auf einem quietschenden Thron mit Rädern und hatte sein Volk um sich versammelt. Seine Brüder Mehmet und Ahmet waren da, sie folgten ihm ergeben auf Schritt und Tritt in seinem Gefährt, strichen ihm über seine mageren Wangen und küssten ihm von oben auf die kahlen Stellen seines Schädels. Sie müssen ihn sehr lieben, dachte ich, bestimmt nicht nur, weil er krank ist. Seine Schwester Cennet war da, sie hob ihm das Spielzeug auf, das ihm aus seinen krummen Fingern glitt, und sorgte sich mit der friedlichen Geduld eines kleinen Engels um ihn, sodass sie zumindest an diesem Nachmittag ihrem Namen alle Ehre machte, der auf Deutsch *das Paradies* bedeutet. Und seine Mutter war da, das schien ihm wohl das wichtigste zu sein, er klebte an ihr wie eine Klette, während sein Vater Ali nicht zu Hause war, weil er kurz zuvor die Wohnung im Streit mit seiner Frau verlassen hatte. Auch er liebte den Jungen sehr, wie ich später selbst erfuhr, aber die Vorstellung, ein Kind zu haben, das nicht dem türkischen, männlichen Stolz von Kraft und Ehre entsprach, brachte ihn fast um und ließ ihn nicht mehr zur Ruhe kommen. Seit die Krankheit feststand, war er oft weg.

Wir alle also huldigten diesem dürren Kerl, im warmen, weichen Sonnenlicht des Wohnzimmers, wir näherten uns vorsichtig und ließen ihm seinen Trotz, er schwitzte im erschöpften Glück und spielte genüsslich mit unserer großen Neugier. Er lief von einem zum anderen, freudig, ernst und nachdenklich, er berührte uns mit dem rauen Schorf seiner Hände, und fast glaubte ich, dass er mit unseren Hemmungen kokettieren wollte. Jedenfalls blieb er der kleine, kranke König, die wichtige Mitte einer gefassten Runde, die sich von seinen Launen leiten ließ, und ich war nur froh, dass er nicht das Schicksal einer Frau kannte, die in der Zwischenzeit zu uns gestoßen war, weil Thomas Brune sie gebeten hatte, vorbei zu kommen. Sie wohnte nicht sehr weit entfernt, hieß Kerstin Wiechers und hatte eine Tochter, die mit elf Jahren an Progerie gestorben war. Kann das Zufall sein?, hatte Thomas Brune mich gefragt, bei einer so seltenen Krankheit, doch schon während er mich fragte, wusste ich, dass ich ihm darauf keine sinnvolle Antwort geben konnte.

Am Abend des Geburtstages ihres Großvaters klagte Svenja über Unwohlsein, sie legte sich müde hin und hörte einfach auf zu atmen. Sie hatte keine Furcht vor dem Sterben gehabt, sagte Frau Wiechers, und hat ihr kurzes Dasein mit Würde ertragen. Sie war ein starkes Mädchen, das sich von ihrem Aussehen niemals einschüchtern ließ, und schon gar nicht von der Gemeinheit böser Vorurteile. In der Schule hatte sie so ein blöder Typ auf dem Weg zur Klasse angeschrien: »Alte Kuh, du bist ja doch bald tot!« Aber auch das ertrug sie mit der Kraft ihres großen, unumstößlichen Mutes, und eines Tages erzählte Svenja ihrer Mutter, dass sie an die Wiedergeburt glauben würde. Deshalb wollte sie schön sein für ihren neuen Start ins Leben und wünschte sich, in einem weißen Sarg zu liegen, mit schwarzen Lackschuhen und langem Kleid. Ich habe es so gemacht, wie meine Tochter es wollte, sagte Frau Wiechers, und wir alle schauten uns betroffen an. Keiner wollte mehr sprechen, ich erst recht nicht, weil ich an meinen Sohn dachte, an seine geliebten Spielsachen, die wir ihm mit unter die Erde gaben, und dann sagte Thomas Brune in die befremdliche Stille hinein: »Frau Wiechers ist gekommen, um zu helfen. Sie können sie fragen, wenn Sie Hilfe brauchen, sie hat alles erlebt, was Ihnen noch bevorsteht.« Aber heute wollte Meral Sancar nichts mehr wissen, sie weinte und nahm ihr Kind zum Stillen an die Brust.

Es gab noch viele, prägende Eindrücke an diesem Tag unserer ersten Begegnung, Eindrücke, die haften blieben und sich nicht abschütteln ließen, so sehr ich mich bemühte. Aber warum auch, dachte ich, sie gehören ja zu der Geschichte, zur Dramatik dieser Krankheit, und als Meral Sancar mir am Ende unseres Treffens auch noch ihren Traum erzählte, war ich erstaunt über ihre offene Art und Weise, mit jemandem über das Innerste ihrer Gefühle, über das Private ihrer Gedanken zu reden, den sie vor ein paar Stunden nicht einmal kannte. Ich merkte, es musste aus ihr heraus! Sie konnte nicht vor etwas davonlaufen, das sie doch immer wieder einholte, und so zogen wir uns zurück, saßen auf einer Bettkante im Kinderzimmer und sprachen über einen Traum, der ihr Leben vor zwölf Wochen so nachhaltig verändern sollte.

Sie hatte von einem brennenden Tier in einer dunklen Höhle geträumt. Das Tier brannte ganz langsam, es hüllte sich in eine gefräßige Brunst und starb entsetzlich brüllend von unten nach oben. Die Flammen züngelten sich unaufhörlich an den Kopf heran, und je höher sie kamen, desto deutlicher konnte sie das hübsche Gesicht ihres Sohnes erkennen. Kurz darauf sah sie ihn in der Glut verschwinden, er lächelte ihr zum Abschied tapfer zu, und seine wunderschönen Augen waren das letzte, was sie von ihm wahrnehmen konnte. Dann war er wieder verschwunden, verschluckt vom dichten Rauch und vom Erwachen seiner Mutter. Er sah so aus, sagte Meral Sancar, als würde er glücklich in den Himmel schweben, während sie sich aufsetzte und zitterte. Das war zu viel für sie! Ein Traum von einem Feuer, das ihr das Kind nehmen wollte. Was konnte das nur bedeuten? Lieber Gott, lass es nicht wahr werden, betete sie, aber noch wusste sie damals nicht, wovor sie sich eigentlich fürchtete.

Sie schilderte es mir so anschaulich, als hätte ich es selbst geträumt. Die Bilder waren grell, sie blendeten und schrien mich an und wirkten wie mit Blut gemalt. Niemals zuvor hatte ich von einem Traum gehört, an den man sich so genau erinnern konnte. Jetzt aber war ich eingeweiht in ihre Angst, ich hatte ihr Vertrauen und wollte sie nicht enttäuschen. Denn so leicht hatte mir in meinem Beruf noch niemals ein Mensch das Vertrauen geschenkt, du hast nun eine moralische Verpflichtung, sagte ich mir, du bist ein Besucher ihrer Seele, und ich fühlte schon dort, an jenem Nachmittag auf der Bettkante, dass ich mich diesem Vertrauen stellen wollte.

Die Rache des Himmels

Der Traum war jetzt immer dabei, er machte mich zum Verbündeten ihrer Gefühle, wenn wir uns trafen, und das war oft, weil wir uns alle vier bis sechs Wochen sehen wollten. Das Feuer brannte weiter, es loderte ihr in der Brust, aber die Furcht davor konnte ihr niemand nehmen. So nach und nach brach alles aus ihr heraus, und sie erzählte mir, wie sie in diesen Strudel hektischer Ahnungen geriet, aus dem sie sich nicht befreien konnte. Denn nur wenige Wochen nach ihrem Traum erfuhr Meral Sancar, dass ihr Sohn unheilbar krank war. Bis zu dieser grausamen Erkenntnis hatte sie gehofft, dass es bald wieder vorbeigeht, diese Unruhe, dieser tief sitzende Argwohn, der ihr schmerzvoll bis ins Herz kroch und ihr zuflüsterte: Du, mit deinem Sohn stimmt was nicht, schau nur ganz genau hin, wie anders er ist. Er ist so winzig. Er schaut so klug und wirkt so alt. Spürst du, wie das Unheil kommt? Du kannst es in den zarten Zügen deines Kindes sehen, sie werden dich im Schlaf verfolgen, und es dauerte nicht lange, bis aus dieser unheimlichen Ahnung ein erster Vorwurf wurde. Das hast du davon, dass du ihn zuerst nicht haben wolltest, dachte sie, und ihre schwere Schuld schien sie zu erdrücken. Sie wollte sich mit aller Macht davon befreien, ihren Traum verdrängen, ihre verdammten Instinkte zum Teufel jagen, und sie hoffte, es wäre damals jemand gekommen und hätte ihr gesagt: Beruhige dich doch, ist alles halb so schlimm und wird schon wieder werden.

Aber es kam keiner. Es kam keiner, der sie in ihrer stillen Sorge tröstete, und auch die Ärzte nahmen sie am Anfang nicht ernst, weil sie gar nicht wussten, wonach sie suchen sollten. Sie konnten ihr nichts anderes sagen, als dass ihr Sohn ein bisschen klein geraten war. Pah, klein, seufzte sie, wenn es nur das wäre, man nahm sie nicht ernst, was eine stolze Frau wie sie überhaupt nicht ertragen konnte, und bald begann aus ihrer hilflosen Angst mutiger Trotz zu werden. Ich bin eine gute Mutter, sagte sie, nichts ist mir wichtiger als meine Familie, da können die reden, wie sie wollen. Sie vermutete irgendeine fiese Macht, die den Körper ihres kleinen Kindes durcheinander brachte, doch sie ahnte noch nicht, dass diese Macht einmal so stark sein würde, dass sie sogar die Gesetze der Natur auslachen konnte. Meral Sancar glaubte an die Strafe des Himmels, und jeden Tag, an dem sie der böse Traum mehr aufwühlte, glaubte sie fester daran. Die Haare ihres Sohnes blieben noch häufiger in der Bürste hängen, seine kleine Nase wurde spitzer, die Augenhöhlen immer tiefer, und unter der harten, blassen Haut seines Gesichts stach ein blaues Geäst von Adern hervor, durch das bereits ganz sanft das Alter sickerte.

Ein drängender Verdacht trieb sie, ein Misstrauen, das sich nicht mit Vernunft erklären ließ, du spinnst, Meral, schimpfte sie, jetzt drehst du wohl völlig durch, und doch wusste sie, dass sie sich bisher immer auf ihre Befürchtungen verlassen konnte. Du hast einen so süßen Sohn, schwärmten die Menschen um sie herum, sieh nur diese Augen, dieses Lächeln, dieser Mund, sei bloß nicht undankbar, sonst wird es dir schlecht ergehen. Der Blitz wird dich dann treffen, aber sie dachte nur, der Blitz war längst da. Glaubt mir, sagte sie, türkische Jungen müssen kräftig sein und nicht so schwach, dass sie mit fast einem Jahr kaum krabbeln können. Sie müssen eines Tages vor Stolz strotzen, um die Ehre ihrer Liebsten zu schützen, und ich habe hier einen kleinen Menschen in den Armen, der zitternd mit krummen Fingern nach dem Busen seiner Mutter greift. Nein, das war etwas, was sie nicht verstehen konnte, sie ließ sich nicht vertrösten, von keinem in der engen, deutschen Welt, und sie flog sogar in die Türkei, um ihren Sohn im Krankenhaus von Antalya untersuchen zu lassen.

Das Geld hätte ich besser sparen können, sagte sie mir, denn dort in der Klinik standen junge, eingebildete Ärzte um sie herum, die nichts mit ihr anzufangen wussten, verständnislos lachten und ihre Daumen in die harte Haut ihres Sohnes bohrten. Sie waren überfordert und kicherten wie kleine Kinder, denn was sie sahen, stand in keinem Lehrbuch, und sie verstanden nur, was man ihnen beigebracht hatte. Doch das hier hatten sie nicht gelernt, es stand in keinem Kapitel, alles wirkte so befremdlich und nicht nach jungem Leben, obwohl es gerade erst angefangen hatte. Sie griffen nach einem Körper und konnten ihn doch nicht begreifen. Sie standen da und hatten keinen blassen Schimmer und Meral Sancar fuhr mit einer großen Wut im Bauch zurück. Damit konnte sie sich nicht zufrieden geben, weil es weniger als nichts war, es reichte ihr nicht zu wissen, dass die Hormonwerte nicht stimmten und sie einen untergewichtigen Sohn hatte. Sie hielt täglich ihren zarten, dürren Liebling in den Armen und fragte sich, warum er so schwitzte und kaum mehr Luft bekam, und manchmal bildete sie sich sogar ein, sie könne die Zeit in seinen Adern rasen hören. Nichts war so wie bei ihren anderen Kindern, alles war ihr fremd und unheimlich, sie weinte und konnte auch in der Nacht lange nicht ihre Augen schließen, weil sie befürchtete, dass sie im Dunkeln wieder dem brennenden Tier begegnen würde. Als sie dann bei Thomas

Brune in Münster war und von der fürchterlichen Krankheit erfuhr, sah sie es wieder, bedrohlicher als je zuvor, es zeigte ihr die Zähne, sie konnte seine Klauen spüren und wusste, dass sie nicht mehr vor ihm fliehen konnte. Sie musste den Kampf aufnehmen, den Kampf gegen eine Krankheit, den sie eigentlich nicht gewinnen konnte.

Sie wollte stark sein und fühlte sich doch so schwach. Die Kinder verfolgten sie überallhin, und selbst wenn sie am Tage in der Küche stand, erschienen ihr die jungen Greise als schwere Schatten an der Wand, die ihre Hände nach ihr streckten. Das ist die Rache des Himmels, rief sie, ich habe es immer gewusst, irgendwann werde ich bestraft. Sie kam fast um vor Schuldgefühlen, jetzt hatte sie ein Kind, das vielleicht mit zwölf, dreizehn Jahren als zittriger, alter Mann auf ihrem Schoß sitzen würde, diese entsetzliche Vorstellung konnte sie keinen klaren Gedanken mehr fassen lassen. Hätte ich es doch niemals gemacht, sagte sie, der liebe Gott sieht alles, er sieht jede Sünde, die du begehst, und ich war schon sehr verwundert, als mir Meral Sancar bei unserem zweiten Treffen ihr trauriges Herz öffnete und weinend damit begann, mir ihre Schuld wie große Steine vor die Füße zu schmeißen. Wieder musste alles raus! Sieh her, hier ist sie, meine Schuld, ich kann nicht anders, ich muss reden, sonst werde ich von ihr zerquetscht, und dann plötzlich begann sie, sich zu befreien, indem sie ihre lastende Vergangenheit vor mir ausbreitete.

Meral Sancar war damals sehr verzweifelt gewesen, sagte sie, als sie wieder schwanger wurde, weil sie bereits drei Kinder hatte, die fünfzehn, vierzehn und sechs Jahre alt waren, und nicht wusste, woher sie für weiteren Nachwuchs das Geld hernehmen sollte. Sie fluchte über ihre Spirale, die sie im Stich gelassen hatte, und lange, sehr lange überlegte sie, ob sie sich das Ding ziehen lassen sollte, um dadurch vielleicht nachträglich ihr Kind zu verlieren. Es war ihr klar, dass das einer Abtreibung gleichkam, und sie erschrak fast vor dem Wort, als sie es vor mir aussprach, *Abtreibung*, flüsterte sie, ich schäme mich so dafür, dass ich meinen geliebten Sohn zuerst nicht haben wollte, und sie sagte es so leise und geduckt, als fürchtete sie sich davor, dass sich gleich über ihr die Wolken teilen und sie der Zorn des Allmächtigen treffen würde. Sie wollte ihn erst nicht, allein das zählte, das raubte ihr den Schlaf, sie hatte sich an der Natur und ihrem Glauben vergangen, daran musste sie vor allem immer denken, wenn sie die grausamen Bilder der Krankheit sah.

Die Spirale wurde gezogen, aber ihr Kind blieb im Bauch, und je größer es darin wurde, desto größer wurde auch ihr Schuldgefühl. Niemals zuvor war sie ihrem Gefühl nach länger schwanger gewesen, nicht mit Mehmet und Ahmet, ihren Söhnen, und nicht mit Cennet, ihrer Tochter, sie hatte den Eindruck, dass es nicht neun Monate, sondern neun Jahre dauerte, und als sie dann endlich ihren winzigen, süßen Sohn in den Armen hielt, kannte ihre Dankbarkeit über das scheinbar gesunde Kind keine Grenzen. Doch die Zweifel blieben, und die großen Steine lagen weiterhin auf ihrer Seele, hilf mir, lieber Gott, flehte sie, du weißt doch, wie sehr ich mich über mein Kind freue. Ich freue mich, obwohl die Schwangerschaft so fürchterlich war, obwohl ich mich ständig mit meinem Mann streiten musste, obwohl ich mir wie so oft keinen Urlaub leisten konnte. Siehst du nicht mein Glück? Verzeih mir, ich will ihn, jetzt und ewig, du musst wissen, ich liebe meinen Sohn, nie wieder möchte ich auf ihn verzichten! Sie nannte ihn Yasin und gab ihm den zweiten Namen *Can*, was türkisch ist und auf Deutsch *Leben* heißt, sie war stolz auf ihn, und seit sie wusste, dass er unheilbar krank war, war ihr Stolz auf ihn nur noch gewachsen. Er war ein wunderschöner Junge mit braunen, klaren Augen und dem sanften Lächeln eines Engels, und sie versuchte nicht daran zu denken, dass hinter seiner kindlichen Anmut eine unheimliche Krankheit lauerte, die Fratze eines Verderbens, das feige auf den Ausbruch wartete. Mein Kind wird vor mir alt, sagte sie, ich werde es mit meinen eigenen Händen begraben müssen, und natürlich konnte ich ihr in solchen Momenten kein großer Trost sein, weil ich diese Angst ganz genau kannte.

15. Juni 2002

Heute hatte Meral Sancar mal wieder Streit mit ihrem Mann, anschließend verschwand er für ein paar Tage. Als sie es mir am Telefon erzählt, klingt sie sehr traurig, müde, einfach nur erschöpft. Eigentlich aber war es gar kein Streit gewesen, sie haben sich wie immer angeschwiegen, doch nicht reden ist viel schlimmer als ein paar laute Worte, sagt sie. Streit heißt bei ihr Schweigen, es tut ihr weh, weil Schweigen immer die Gefühle des anderen missachtet. Sie weiß nicht weiter, stets bleibt sie allein mit ihrer wütenden Trauer, weil ihr Mann so oft vor der Verantwortung flüchtet. Soll sie das auch noch verstehen? Soll sie seinen verletzten Stolz pflegen und ihm die Wunden seiner Ängste heilen? Er kommt nicht mit der Vorstellung zurecht, dass sein Sohn so eine komische Krankheit hat, die ihn schon bald älter aussehen lässt. Türkische Jungen müssen schließlich stark sein. Sie müssen ihre Familien beschützen, wenn sie einmal groß sind. Kleine Greise, die zu schwach zum Laufen sind, passen nicht ins Bild. Meral Sancar könnte jetzt ihre Mutter aus der Türkei gut brauchen. Aber die sagt nur, sieh mal zu, wie du klarkommst. Und auch ihre Schwester, die nur ein paar Kilometer weiter weg wohnt, kann ihr nicht helfen. Einmal sagte sie ihr, du bist selbst schuld an der Krankheit deines Sohnes. Das schmerzt, sagt Meral Sancar, und erst viel später haben sie wieder zueinander gefunden. Danach kann sie sich immer auf ihre Hilfe verlassen.

Alles musste raus! Alles schwappte nach oben wie etwas, das man mit Gewalt unters Wasser gedrückt hatte und dann ganz plötzlich aus den Händen gleiten ließ. Es quoll hervor wie beim Ausbruch eines Vulkans voller aufgestauter Gefühle, in dem sich in den letzten Jahren zu viel angesammelt hatte, und ich bewunderte Meral Sancar sehr für ihre Offenheit, mit der sie mit mir die Flucht nach vorn antrat. Aber muss erst ein Kind krank werden, dachte ich, muss uns erst eine so ungeheure Dramatik bedrohen, um die Mauern des Schweigens einzureißen und Menschen in sein Herz zu lassen, die darin eigentlich gar nichts zu suchen hatten? Ich kannte die Antwort bereits, denn nichts war damals anders bei mir, weil die verzweifelte Sorge um dein Kind das Denken lähmt und du nur froh bist, wenn sich jemand mit dir deine Ängste teilt. Wenn deine eigene Furcht hochspült und du merkst, wie dir durchs Reden leichter wird, das ist eine Erfahrung, die bei aller verdammten Trauer auch gut tun kann.

Also, ich kannte es, ich kannte es nur zu genau, und so saßen wir da, weinten, lachten und tranken Tee, und ich hörte von einem Leben, das es bisher nicht gerade gut mit ihr meinte. Weil es sie bisher nicht mit Glück, Erfolg und dieser kleinen Zufriedenheit verwöhnt hatte, die sich jeder wünscht, um sich mit seinem Schicksal auszusöhnen. Meral Sancar war mit acht Jahren zum ersten Mal nach Deutschland gekommen, aus einem kleinen, armen Dorf in der Türkei, weil sich ihre Eltern dadurch mehr Arbeit und die Hoffnung auf ein bisschen Wohlstand versprachen. Sie machten das, was unzählige, andere türkische Familien auch gemacht haben, sie bereuten niemals diesen Schritt und hatten wirklich kein Recht zu klagen, aber eigentlich waren sie seit dieser Zeit immer hin- und hergerissen zwischen der Liebe zu ihrem warmen Land und der Vernunft, die kühle Fremde für ein besseres Dasein zu nutzen. Ihre Familie schlug in ihrer neuen Heimat zwar ein paar Triebe, manchmal sogar einige Blüten, aber ihre festen Wurzeln blieben in der Türkei. Die meisten Verwandten lebten schließlich dort, und immer, wenn es um wichtige Dinge ging, um die Bewahrung ihrer Sitten, ihres Glaubens, zog es sie an den sicheren, glücklichen Platz zurück. An den Platz, an dem ihre Seele zu Hause war, um sich nach den strengen Gesetzen ihrer Kultur zu richten.

Ihre Heirat war so ein strenges Gesetz für Meral Sancar, ein Bekenntnis zur Moral, ein Gelöbnis für die Ehre, und natürlich wurde sie in der Türkei gefeiert. Da konnte sie noch so lange in einem anderen Land leben, wo es kaum Moscheen gibt und wahrscheinlich auch keinen Anstand, da konnte sie fremde Sprachen lernen, fremde Ansichten und fremde Freunde haben, wenn es darum ging, sich der Ehe zu versprechen und Kinder zu kriegen, musste das nach den heiligen Ritualen ihres Dorfes geschehen. Es durfte kein Aufbegehren gegen den Vater geben, und als er bestimmte, sie solle jemanden aus der Familie zum Bräutigam nehmen, widersprach sie ihm nicht, weil türkische Mädchen ihren Vätern niemals widersprechen dürfen. »Den nimmst du jetzt!«, bestimmte er, und sie gehorchte und heiratete mit ihren achtzehn Jahren einen Mann, nicht weil sie ihn liebte, sondern weil es der Vater so wollte. Die Hochzeit war festlich und dauerte drei Tage, das Paar bezog ein schönes Haus, und später dann kamen ihre beiden Söhne Mehmet und Ahmet zur Welt. Ich war eine stolze Mutter, sagte Meral Sancar, und ich war es gern. Sie fügte sich in ihre Rolle, aber schon nach wenigen Jahren fand die erzwungene Gemeinschaft ein jähes Ende, weil sie ihren Mann durch einen schweren Busunfall verlor. Sie weinte sehr um ihren Toten, obwohl niemals große Zuneigung zwischen ihnen war, höchstens Achtung und Vertrauen, und erst als sie ihn begraben hatte, spürte sie, was für ein wunderbarer Mensch jetzt für immer unter der Erde lag.

Aber lange trauern konnte sie nicht um ihn, so jung wie sie war, alle redeten auf sie ein und sagten, deine Söhne müssen doch wieder einen Vater haben. Sie schlugen die Hände über den Kopf zusammen und drängten sie zu der Einsicht, dass eine türkische Frau mit zwei kleinen Kindern gefälligst nicht lange allein zu sein hatte. Wir meinen es doch nur gut, sagten sie, und schließlich schlugen sie ihr vor, ihren Schwager Ali, den Bruder des Toten, zum Ehemann zu nehmen. Von Liebe wurde wieder nicht gesprochen, dafür von Pflicht und Ehre, und Meral Sancar willigte ein. Sie wollte ihre Ruhe haben, und sie verhielt sich so, wie es die Verwandten von ihr verlangten. Sie wollte ihren Vater nicht enttäuschen, dem sie niemals deswegen Vorwürfe machte, er konnte nicht anders, sagte sie, es war ja üblich, jemanden aus der Familie zu nehmen, und bis heute verehrt sie ihren Vater, diesen großen starken Mann, dem sie noch auf dem Sterbebett aus Dankbarkeit die Füße küsste.

Sie dachte an die Vernunft, an ihre Kinder, sie hat funktioniert, und daran hat sich damals bis heute nichts geändert. Ich funktioniere, sagte sie, ich funktioniere, ob in der Türkei oder in Deutschland, wohin sie nach der Heirat wieder zogen. Sie hat einen Mann, der so oft schweigt und den halben Tag vor Spielautomaten sitzt. Sie hat einen Sohn, der nächtelang wegbleibt und keine Lehrstelle findet, während der andere zu Hause manchmal die Mutterrolle übernehmen muss. Sie hat eine Tochter, die mit ihren sechs Jahren zu oft auf sich gestellt ist, und einen Nachbarn, der sie mit heftigem Klopfen gegen die Zimmerdecke tyrannisiert, wenn er meint, dass die Sancars wieder mal zu laut sind. Und jetzt hatte sie auch noch einen Säugling mit einer düsteren Krankheit, die sich wie ein schwerer Schatten über die Familie legte.

Ich will einfach meine Ruhe, sagte sie mir, aber sie kriegte keine Ruhe. Wie sollte ihr das auch gelingen bei einem Kind, das bald täglich eine Woche älter aussehen würde, wie konnte sie Luft holen, wenn ihr vor lauter Sorgen der Atem stand? Krankheiten verfolgen sie, Krankheiten bestimmen ihre Träume, und seitdem sie denken kann, schleicht sich der Tod in ihr Leben. Warum?, fragte ich sie, weil es mir nicht klar war, und schon während ich sie fragte, wusste ich, dass ich ihr damit einen Finger in die Wunde legte. Zuerst schwieg sie nur, wozu sie alles Recht der Welt hatte, ging in die Küche und wusch einen grünen Salat, doch als sie wiederkam, hatte sie sich gefasst und wir redeten lange über den Tod.

Wir redeten über den Tod, während mir ihr Sohn immer näher kam und sich in mein Vertrauen kroch, er lächelte sanft, rieb sich an meinen Beinen und war zugänglich wie bis dahin niemals zuvor. Wir redeten über den Tod, und dabei berührte mich der kleine Junge zum ersten Mal, ich fühlte seine rissige, warme Hand, und plötzlich fasste er mich so entschlossen an, als wollte er mich wegzerren von dieser Endgültigkeit, die ihn selbst so früh beschäftigen würde. Als wollte er nicht, dass sein eigener Tod schon jetzt der traurige Schleier vor dem Gesicht seiner Mutter war, und obwohl er uns natürlich nicht verstand, bin ich fast sicher, dass er die stille Tragik unserer Worte spüren konnte. Ich glaubte fest daran, als ich diese weit aufgerissenen Augen sah, diese verschmitzte Aufmerksamkeit, und ich dachte, wie oft hast du diesen Blick bei deinem eigenen Kind wahrgenommen, wenn wir mit den Ärzten über die geringen Möglichkeiten seiner Heilung sprachen. Kranke Kinder sind schlaue Kinder, sie werden schnell erwachsen und wissen, dass sie wichtig sind.

Yasin jedenfalls kam sich auch wichtig vor an diesem Tag, als wir vom Tod redeten, ich freute mich darüber, dass er zugänglicher wurde und sich nicht wieder vor mir im Schrank versteckte. Er wollte da sein und er war auch da, stolz stellte er seinen dürren Körper auf und stützte sich schweißnass am tiefen Tisch des Wohnzimmers ab, und ich hatte den Eindruck, dass er uns in dieser starren Haltung seines leichten Glücks die Schwere der Gedanken nehmen wollte. Sieh her, Mama, hier bin ich! Du kannst dich auf mich verlassen, und dabei wackelte er auf seinen dürren Beinchen herum, dass ich fürchtete, er würde hinfallen, lange liegen bleiben und nach einer kleinen Ewigkeit als junger Greis unter dem Tisch zum Vorschein kommen. Ich dachte, wie seltsam doch manche Vorstellungen werden, wenn du dich mit der Progerie beschäftigst, dich auf diese Krankheit einlässt, wenn du viele, zu viele Bilder von ihr kennst.

Doch gleichzeitig war ich nur froh, dass Yasin mich freundlich anstrahlte und sogar auf meinen Schoß krabbeln wollte. Ich nahm ihn auf, streichelte ihm sanft über die spärlichen Haare und hörte seiner Mutter zu, wie sie in ihre eigene Kindheit versank. Eine Kindheit, die karg und auch behaglich war, eine Kindheit, die sie fürs Schicksal stählte und nicht mehr loslässt durch den Tod ihrer zwei Geschwister. Woran sind sie gestorben?, fragte ich sie und war überrascht, dass Meral Sancar es gar nicht genau wusste. Sie sagte: »Ich glaube, es waren Masern oder so etwas Ähnliches, auf jeden Fall eine Krankheit, an der man in Deutschland bestimmt nicht sterben würde.« Ihre Mutter hatte immer geschwiegen, wenn es um ihre toten Kinder ging, sie wollte, sie konnte nicht darüber sprechen, und ihr Verhalten war sehr ungewöhnlich, weil der Tod in ihrem Dorf viel alltäglicher ist und nicht so zwanghaft verdrängt wird wie in Deutschland. Die Gräber der Kinder dort riechen nicht nach hastiger Trauer, sie werden in aller Öffentlichkeit aufgeschüttet, und die Menschen treffen sich, um für viele Tage gemeinsam zu klagen, und Meral Sancar hatte sich oft gefragt, ob ihr die türkische Seele eines Tages weiterhelfen würde, wenn sie den Tod ihres eigenen Kindes beweinen müsste. Sie denkt oft an den Tod ihrer Geschwister, sagte sie mir, er belastet sie sehr, sie hat so viele Fragen, aber wenn sie ihre Mutter heute darauf anspricht, bleibt sie stumm wie immer. Sie will nicht darüber reden, sie will auch nichts über die Krankheit ihres Enkels wissen, und Meral Sancar musste sie fast dazu zwingen, sich ein paar Bilder anzusehen, auf denen Kinder abgebildet waren, die mutig der Gemeinheit des Todes trotzten.

Ich sah zu Yasin hinüber, er schwitzte, hustete, und ein gelber Schleim lief ihm aus der Nase. Nun war er schon weniger zugänglich, er brauchte den Abstand, schien mir, er zog sich hinter die wuchtige Couch zurück, aber nur so weit, dass er noch alles im Blick haben konnte, denn er hatte die Tränen seiner Mutter gesehen, und das gefiel ihm gar nicht. In seine Stirn gruben sich noch tiefere Falten, seine Augen rollten streng über uns hinweg, und doch stand er dort in einer ernsten Verlegenheit, die nichts mehr mit seinem Selbstbewusstsein zu tun hatte, das er uns gerade eben demonstriert hatte. Er schwankte in seinen Stimmungen wie ein Schiff im Tosen der Wellen, und ich brauchte lange, um mich an seine Launen zu gewöhnen. Jetzt wirkte er so, als wollte er sagen: Macht ruhig weiter, kümmert euch nicht um mich. Sprecht über den Tod, auch über meinen, mir reicht es jetzt, aber lasst euch nicht stören, und ich erwartete eigentlich jeden Augenblick, dass er wieder in einem Küchenschrank verschwand. Doch ich liebte seinen Starrsinn, wie ich ihn auch von meinem Kind kannte, diese Entschlossenheit seines Verhaltens und diesen festen Willen, sich immer seinen kindlichen Stolz zu erhalten.

Wir Türken glauben mit der Kraft unserer Herzen, sagte Meral Sancar, wir glauben, dass vielleicht doch die Hoffnung unsere Angst besiegt. Doch bei manchen Deutschen wusste sie nicht, woran sie eigentlich glauben, sie haben keine richtigen Überzeugungen und wenn sie sie jammern hörte, so mitleidig, laut und herzergreifend, dass es kaum zu ertragen ist, dann dachte sie oft, wie wäre es erst, wenn sie wirklich um das Leben ihrer Kinder fürchten müssten. Das dachte sie vor allen Dingen, wenn sie mit ihrem kleinen Sohn beim Kinderarzt saß und in die erschrockenen Gesichter der Mütter sah. Stellt euch bloß nicht so an!, hätte sie am liebsten gerufen, ihr mit eurem Durchfall, Halsschmerzen und abstehenden Ohren! Hört bloß auf zu klagen! Seid froh, dass ihr gesund seid! Freut euch, dass ihr euer Kind nicht eines Tages als jungen Greis begraben müsst!, und schon während sie es nur in Gedanken ausrief, wusste sie, dass sie sehr ungerecht war. Doch manchmal, sagte sie mir, manchmal musste sie es einfach herausschreien, um sich Luft zu verschaffen. Dann schrie sie herum, ließ ihren Groll und ihr südländisches Temperament heraus, zeterte, schimpfte und tobte herum, auch wenn es nur gegen die Wände ihrer Wohnung prallte.

Es musste raus! Die Trauer, die Verzweiflung, das Grauen. All dies musste raus, wenn sie endlich einmal alleine war und sich gehen lassen konnte, in jener halben Stunde am Tag vielleicht, in der ihr keiner an den Kleidern zerrte, ihr kleiner

Yasin schlief und keiner was von ihr wollte. Das waren so Momente, in denen sie ihren Kopf hob und sie ihre Wut in den Himmel schrie und doch nur ein Stockwerk höher bis zum blöden Nachbarn kam; in denen sie selbst als gläubige Frau mit dieser naiven Zuversicht haderte, dass Gott schon alles richten werde in der Welt. Wo war er nur, als Yasin geboren wurde, rief sie oft unter Tränen, und auch ihr kleiner Sohn erschrak sich dann, lächelte sie mit seinem süßesten Lächeln an und wollte immer nur, dass seine Mutter wieder die Frau wurde, die er kannte. Meral Sancar wartete auch niemals ernsthaft auf eine Antwort, höchstens auf das wütende Stampfen ihres Nachbarn, stattdessen drückte sie liebevoll ihren kleinen, kranken Sohn an sich und trocknete sich an seinem Hemdchen ihre Tränen. Oft sagte sie sich dann, seltsam, dass er krank sein soll, man sieht es doch gar nicht, außer dass ihm ein paar Haare fehlen und er eine Haut wie eine holprige Wüste hat. Aber sie wusste auch, sie hatte ein Kind, das bald jeden Morgen nach dem Aufwachen anders aussehen würde. Jeden Morgen anders! Davor habe ich die größte Angst, sagte sie mir, bevor ich ging.

Schicksal braucht Trost

Wir redeten noch häufig über den Tod, doch niemals wieder so eindringlich wie an diesem Tag. Nie wieder flossen so viele Tränen beim Blick in die Vergangenheit, schließlich mussten wir uns ja auch um eine Zukunft kümmern, die nicht weniger bedauernswert war. Denn da hinten, nicht sehr weit hinten, stand wieder der Tod. Er lauerte auf Kinder, die immer Kinder bleiben sollten, und wollte sie in einem Alter aus dem Leben zerren, in dem andere gerade in die Schule gingen oder sich trauten, ihren ersten Freund zu küssen. Ich spürte bei jedem unserer Gespräche, dass die Verzweiflung dieser Geschichte alle Grenzen des Berichtens sprengte, sie ließ kein Ausruhen zu, sie setzte sich in deinem Hirn fest und machte einfach nur traurig in ihrer gottverdammten Ausweglosigkeit.

Wenn ich Yasin erblickte, wenn ich in seine großen, braunen Augen sah und er vor Glück gluckste, weil ich ihm ein Geschenk mitbrachte, wie ich es zugegeben sehr oft tat, um unsere bisweilen nicht ungestörte Zweisamkeit mit einer netten Bestechung zu verbessern, dann wollte ich nicht glauben, dass er unheilbar krank war. Dann wollte ich nicht glauben, dass er irgendetwas mit diesen Kindern gemein haben sollte, die mich auf diesen Bildern erschraken. Dann wollte ich ihn lieber in die Arme nehmen, ihn fest drücken und ihm sagen, dass es so eine Krankheit, wie er sie hat, doch gar nicht gibt und er bloß nicht auf die Erwachsenen hören sollte, die ihm eines Tages etwas anderes erzählen würden. Diese Krankheit gibt es nicht, wollte ich ihm sagen, sie darf es nicht geben, weil sie sich niemand vorstellen kann.

Eine Krankheit, die ich mir nicht vorstellen konnte, das war tatsächlich meine größte Sorge, wenn ich Yasin besuchte, vor seiner Tür stand und nicht die Klingel drücken wollte. Wie sieht er heute aus, fragte ich mich, ist er wirklich in den vergangenen vier Wochen um ein halbes Jahr älter geworden? Liegt er da und kann nicht mehr aufstehen? Hat ihn schon jetzt das Alter besiegt? Jeder hasst es doch, dieses Alter, ich merkte es bereits, wenn ich die vielen Treppen zu diesem kleinen Jungen hochstieg, es reißt in den Knien und brennt im Steiß, es ist gefräßig und will dir immer das Beste vom Leben nehmen. Zum Teufel mit dem Alter und mit allen, die dir von seiner Weisheit erzählen, und überhaupt: Bei so einem süßen Kind hatte es nichts, aber auch gar nichts zu suchen!

So wirr war mein Kopf, wenn ich dort oben vor der Haustür stand, ich musste tief Luft holen und Kraft sammeln für die nächste Katastrophe in meiner chaotischen Gedankenwelt, aber wenn alles gut lief, waren nach zehn Minuten die Zweifel vergessen und die Angst vor dem Alter verjagt. Da konnte es sein, dass ich mit grunzenden Stoßlauten über den Teppich im Wohnzimmer kroch und als türkisches Maultier mit Yasin auf meinem schwankenden Rücken den gefährlichen Ritt zur Küche wagte. Er schrie dann, quiekte und juchzte und war einfach nur Kind, während ich unter ihm vor Stolz fast platzte, weil ihm eigentlich sein Vater Ali der liebste Esel war, wenn er mal wieder zu Hause weilte. Wo war nur das Alter? Wo diese verfluchte Krankheit? Sie war weg! Irgendwo für eine kurze Zeit aus dem Fenster geflogen oder sich unterm Türspalt davongemacht.

Doch beim nächsten Mal konnte wieder alles anders sein.

Dann kam mir ein schreiendes, schwitzendes Kind entgegen, das nicht angefasst werden wollte, sich mit trotzigem Zorn in irgendeine Ecke hockte und keine Regungen zeigte, auch wenn ich verführerisch mit dem Papier meines Geschenkes raschelte. Aber dann dachte ich, er darf das, weil er krank ist, seine Krankheit erlaubt ihm Freiheiten, die man anderen Kindern niemals erlauben würde, und ganz egal, ob diese Nachsicht richtig oder falsch war, erinnerte sie mich sehr an meine aufwühlende Zeit in der Kinderkrebsklinik.

Auch dort herrschte diese unberechenbare Stimmung, dieses Rauf und Runter der Gefühle, diese begründete Nachgiebigkeit, weil viele Eltern wussten, dass sie ihren Kindern Wünsche erlaubten, die für einige von ihnen die letzten in ihrem kurzen Leben sein würden. Wir mussten ihnen die Schalen halten, wenn sie sich erbrachen, sie im Wahn des Morphiums zurück aufs Bettchen drücken, sie mit sanften Worten trösten, wenn die Schmerzen kamen, und doch gingen auch wir nicht zum Lachen in den Keller. Denn wenn es ihnen wieder besser ging, war oft kein Halten mehr, die Kinder tobten herum und holten nach, sie zogen Spritzen auf und schossen mit kleinen Stöpseln auf die Ärzte, und an Weihnachten hängten sie Kugeln und Engelshaar an ihre Infusionsständer und sausten mit ihnen gemeingefährlich auf den Fluren herum. Wir schauten ihnen in ihre erwartungsvollen Augen und wollten ihnen einfach nichts abschlagen, weil dieses laute Glück niemals lange dauerte und schon am nächsten Tag auf einem Tisch im Operationssaal enden konnte.

Diese Zeit blieb mir eine Wunde, die sich niemals schloss, und gleichzeitig glaubte ich, dass ich durch meine eigene Trauer die Gründe wusste, warum sich der kleine Yasin so verhielt. Warum er gar nicht anders konnte. Mit seiner Mutter sprach ich kaum über meine Erfahrungen, weil ich merkte, dass sie es nicht ertrug, und irgendwann war mir klar, dass es auch keinen Sinn hatte, Krebs und Progerie miteinander zu vergleichen. Sie führten zwar beide unweigerlich in die Verzweiflung, aber die Zuversicht war viel fassbarer bei einem Kind, das eine Krankheit hatte, die sich durch Gift vernichten ließ oder mit dem Skalpell besiegt werden konnte. Ich weiß es noch wie heute, wie sollte ich es auch vergessen, als man meiner Frau und mir sagte, unser Sohn hätte eine Heilungschance von fünfzehn Prozent, und mein erster Schauder einer Hoffnung wich, die mir mit schwachem Trost zuraunte: Immerhin, fünfzehn Prozent! Das war wenigstens ein schwaches Licht in diesem Dunkel, diese fünfzehn Prozent sollte eine Zahl für uns werden, an die wir uns klammerten wie Ertrinkende an ein Stück Holz. Wir klammerten uns daran, obwohl wir unseren tapferen Sohn mit kaum vier Jahren für immer loslassen mussten, aber dieser winzige Schimmer einer Hoffnung, dieses Weniger als Nichts hatten uns stets die Kraft zum Kämpfen gegeben.

Wie aber konnte so eine Hoffnung bei der Progerie aussehen? Sollte man sagen, wenn du Glück hast, kriegt dein Kind bis zu seinem Tod keinen Herzinfarkt? Könnte es Mut machen, dass der Schlaganfall ausbleibt, sich der ständig verstopfte Darm nicht ganz verschließt oder bis zum Tod kein Rollstuhl gebraucht werden würde? Natürlich hatte ich keine Antworten darauf und wollte bei meinen Besuchen stattdessen die Dinge nehmen, wie sie waren, und versuchen, der Geschichte ihre verstörende Wirkung zu nehmen. Doch das war leichter gesagt als getan für jemanden, der noch selbst schlimme Bilder im Kopf hatte, und ich empfand es beinahe tröstlich, als mich Thomas Brune ein paar Wochen nach dem ersten Treffen bei den Sancars anrief und mir seine Sicht mitteilte, die sehr bemerkenswert war für einen erfahrenen Arzt.

»Was soll ich der Familie erzählen«, sagte er mir, »von Kindern, die schneller altern. Von Kindern, die schneller leben? Wie kann ich Hoffnung verbreiten? Soll ich ihnen was von spontaner Mutation berichten, vom zellulären Selbsttod oder von veränderten Endphalangen? Oder soll ich die Mutter einfach nur in den Arm nehmen, weil wir noch nichts dagegen tun können? Wir Ärzte wissen viel zu wenig über Progerie. Jetzt sind vier Monate seit der Diagnose vergangen, seitdem rede ich über eine Krankheit, die keiner versteht. Die es eigentlich gar nicht geben dürfte. Krebs kann man sehen, den Schatten auf dem Ultraschall zeigen, aber Progerie? Es gibt keine Medizin dagegen und die Pharmaindustrie interessiert sich nicht dafür, weil es so wenige Kinder sind. Damit lässt sich kein Geld verdienen. Ich habe nichts, womit ich eine Mutter trösten kann. Das ist schlimm genug für einen Arzt.«

Seine Worte wirkten lange nach, weil sie von einer mutigen Offenheit waren, die ich bisher selten bei Ärzten erlebte, aber gleichzeitig brachten sie mich in meinem ernsthaften Bemühen, die Progerie doch noch zu begreifen, keinen Schritt weiter. Wie nur sollte man sich ein klares Bild über die Progerie verschaffen, wenn nicht einmal die Medizin einen sinnvollen Ansatz kennt, dieses Vergehen an der Natur zu erklären? Ich hatte vieles herangeschafft, was mich weiterbringen sollte, um diese Krankheit zu verstehen, ich hatte nach jedem Weg gesucht, der sich mir bot, um auf irgendeine stille Hoffnung abzubiegen und vielleicht auf Erkenntnisse zu treffen, die mich von der Ahnungslosigkeit eines verstörten Reports erlösten, aber dann traf ich in irgendwelchen Büchern doch nur wieder auf Sätze wie diese: »Progerie ist ein ständiger Wettlauf mit der Zeit, sie tritt äußerst selten auf und wurde erstmals 1886 und 1904 von den englischen Forschern Hutchinson und Gilford beschrieben. Progerie ist die bekannteste Form der so genannten Voralterungskrankheiten, von denen es noch andere Ausprägungen gibt. Dabei treten typische Symptome wie Haarausfall, Hautalterung und oft auch Herzinfarkte und Schlaganfälle auf, die normalerweise erst im höheren Alter wirksam werden. Seit der ersten Beschreibung dieser Krankheit wurden weltweit über einhundertfünfzig Fälle von Progerie registriert, insgesamt wird ihre Wahrscheinlichkeit von eins auf zehn Millionen Geburten geschätzt. Progerie gibt es in Ländern aller Hautfarben und Rassen, einige erkrankte Kinder leben zum Beispiel in Mexiko, Kanada, Australien, Venezuela oder Puerto Rico. Das älteste Kind in Europa ist ein Mädchen, es ist 17 Jahre und kommt aus der Türkei.«

Wie sollte das weiterhelfen? Wie konnte das etwas mit diesem lieben, kleinen Jungen zu tun haben, den ich bei jedem meiner Besuche weiter in mein Herz schloss? Ich schob diese Sätze ganz weit von mir weg und dachte bloß: Typisch Wissenschaft! Da wurde mal wieder umständlich ein schlimmes Gräuel beschrieben, eine biologische Sünde an den Kindern, ein scheußliches Verbrechen unseres Schöpfers. Denn irgendwann setzte bei mir, wenn ich diese nüchternen Zeilen las, der Verstand aus, und der Bauch rührte sich mit grollendem Unbehagen, und obwohl sich Thomas Brune große Mühe gab, mir meine Befangenheiten auszutreiben, gelang es ihm niemals richtig. Wir trafen uns oft und dabei schilderte er mir aufrichtig von seinen Bedenken, seinen Grenzen, seiner Mauer, die er sich gerade als Arzt aufbauen musste, um nicht alles Elend dieser Welt hineinzulassen, aber stets sprach er, fast schwärmte er davon, wie sehr ihn die Beschäftigung mit dieser Krankheit faszinierte. Faszination! Das war ein Begriff, den ich am wenigsten erwartet hatte, doch schon bald verstand ich ihn als Antriebskraft für die Erforschung einer Krankheit, die ihm manchmal genauso fremd war wie mir.

Auch sein Kollege Thorsten Marquardt sprach von *Faszination*, wenn er über die Progerie redete, und bei ihm schien dahinter ebenfalls das wissenschaftliche Bemühen zu stehen, dieser abscheulichen Krankheit eines Tages doch auf die Schliche zu kommen. Ich dachte, muss ein Arzt eigentlich begeistert sein, um eine Krankheit zu besiegen? Sollte er eine Krankheit nicht eher hassen und sie als Feind ansehen, den es erbittert zu bekämpfen gilt? Diese Frage stellte ich Thorsten Marquardt, er konnte damit nichts, wirklich nichts, anfangen, doch weil er ein sehr höflicher Mensch ist, lächelte er mich bei seiner festen Entschiedenheit nachsichtig an. Ich fuhr alle drei Monate zu ihm in die Universitätsklinik Münster, um an den regelmäßigen Untersuchungen von Yasin teilzunehmen, denn nachdem Thomas Brune einem Ruf nach Magdeburg gefolgt war, konnte ich mich jetzt zusätzlich auch an seinen Kollegen wenden, wenn ich Fragen zur Progerie hatte.

Und ich hatte immer Fragen. Fragen, die sich bedrohlich vor mir auftürmten. Fragen, die keinen Durchlass zum gesunden Menschenverstand fanden. Fragen, die einfach keine Antworten kannten, und ich war nur froh, dass ich es mit zwei Ärzten zu tun hatte, die sich nicht in ihrer Eitelkeit gefielen und ehrlich ihre eigenen Zweifel und Ängste äußerten. »Ich habe eine große Ehrfurcht vor dieser Krankheit«, sagte mir Thorsten Marquardt in einem unserer ersten längeren Gespräche, »eine viel größere Ehrfurcht, als ich sie sonst vor anderen Krankheiten und vor der Komplexität des Lebens habe. Ich habe auch eine große Achtung vor allen lebenden Zellen, besonders wenn sie so schwierig zu bestimmen sind wie bei der Progerie. Wir suchen nach Eigenschaften, die sich von anderen Zellen unterscheiden. Wir suchen nach Eiweißen, die verändert sind. Wir suchen nach Zellen, denen man ansieht, dass sie Progerie haben.«

Das wäre die Lösung!, rief Thorsten Marquardt und lächelte mit so einem kecken Funkeln in den Augen, als würde er die Lösung eines Tages ganz bestimmt finden. Als hätte er den Drang, die Kraft und auch das Wissen, eines Tages die feigen Geheimnisse der Progerie zu entschlüsseln. Schließlich hatte er ja auch schon mit Thomas Brune vor ein paar Jahren eine sehr seltene Störung des Stoffwechsels bei Kindern entdeckt und konnte mittlerweile erfolgreich dagegen angehen. Du musst deinen Gegner nicht hassen, sagte er mir, du musst seine Gefahr würdigen, damit du ihn bekämpfen kannst, dann schwieg er lange und versuchte, diesen Satz bei mir wirken zu lassen.

Aber bisher wusste er nur, dass sich bei der Progerie die Zellen seltener teilen und viel früher sterben, und das war weniger als nichts. Sicher, er hatte bisher Haare, Blut, Urin, Kot, eigentlich alles von Yasin untersucht, was er irgendwie entbehren konnte, aber es blieb die hartnäckige Frage: Was macht die Zellen auffällig, die Progerie verursachen? Er wusste es nicht und würde es auch morgen nicht wissen, doch ich merkte ihm an, wie hungrig er war, wie unbedingt er forschen wollte, ohne dabei das Wohl der Kinder zu vergessen. Einmal war er als junger Arzt einem Ehrgeiz erlegen, den er heute als völlig falschen Ehrgeiz bezeichnet, weil er ein Kind mit allen medizinischen Mitteln leben lassen wollte. Es wurde vier Jahre alt und konnte in der ganzen Zeit nichts anderes als gekrümmt auf dem Bett liegen, es konnte nicht richtig hören, nicht gehen, nicht sehen, nicht sprechen. Vielleicht hätte es viel lieber sterben wollen, sagte er mir bedrückt, und wir haben es nur nicht verstanden. Jedenfalls ist ihm die Erinnerung daran bis heute ein warnendes Beispiel geblieben.

Früher hatte Torsten Marquardt hauptsächlich in Labors gearbeitet, in Deutschland und Amerika, früher hatte er vor Mikroskopen gesessen und an Universitäten geforscht, aber seit er den Kontakt zu kranken Kindern suchte, seit er sie weinen sah, seit er sie trösten und berühren konnte, ist ihm einmal sogar das Herz, wie er mir gestand, so weit aufgegangen, dass er fast einen Jungen adoptiert hätte, der an einer seltenen Erkrankung litt. *Ich habe große Ehrfurcht!* Das war ein schöne Grenzziehung seiner Wichtigkeiten, und ich muss sagen, dass mir diese ärztliche Bescheidenheit genau so wie bei Thomas Brune sehr gefiel, diese Erkenntnis erstaunte mich bei diesen bekannten Wissenschaftlern, die auf zahlreiche Erfolge zurückblicken konnten. Vor allen Dingen empfand ich es als überaus sympathisch. Manchmal, sagte Thorsten Marquardt, wird es schwer, diese Krankheit zu verstehen, denn oft verstehe ich sie selbst nicht, weil aus einer gelösten Frage gleich zehn andere entstehen. Ich dachte, das klingt nach kluger Selbsteinschätzung, die man wohl braucht, wenn es um so ein verzwicktes Geheimnis wie das der Progerie geht.

Thorsten Marquardt kam häufig auf diese Ehrfurcht zu sprechen, er erwähnte sie immer und immer wieder, als wollte er mich mit aller Macht davon überzeugen, wie wichtig sie ist in der Bewertung ärztlichen Handelns und menschlicher Gesinnung. Außerdem versuchte er mich mit großer Geduld vor dem Denkfehler zu bewahren, dass es bei der Progerie nur ums Altern geht. Denn stets hieß es, die Kinder werden schneller alt, stets hieß es, sie sind junge Greise, die früh sterben, und auch ich verfiel nicht selten dieser Versuchung, mir eine Krankheit so zu erklären. Ich machte es mir einfach, so einfach wie alle anderen Journalisten, die vor mir über Progerie berichtet hatten, und sprach weiterhin vom *Al-*

tern, denn anders konnte ich mir diese Krankheit nicht begreiflich machen in meiner Unkenntnis von den Abläufen eines Organismus. Ich glaube, irgendwann gab Thorsten Marquardt es wohl auf, mich auf die richtige Auslegung des Altersbegriffs hinzuweisen.

Einige Monate später, ich weiß es noch wie heute, zeigte er triumphierend bei einem unserer Treffen in den Mund von Yasin und fragte mich: »Wie soll ein Kind schneller älter werden, das mit zwei Jahren noch keine Zähne hat?« Ich wusste darauf, wie auf so viele Fragen dieser Krankheit, natürlich keine Antwort. Diese Ehrfurcht vor der Krankheit aber war mir während des Schreibens immer im Gedächtnis. Sie steckte mir im Nacken bei jeder Zeile, die ich verfasste, und führte mir die Finger. Diese Ehrfurcht, die selbst ein erfahrener Arzt zugibt, der bekannt ist für seinen Forschungsdrang und seine zahlreichen Erfolge, diese Ehrfurcht, die ihn in seiner Wissensgier beschränkte, und mir fiel auf, dass er sie auch noch dann hatte, als alle Welt ein paar Monate später plötzlich aufgeregt schrie: »Wir haben das Mittel gefunden! Das Gen ist entdeckt! Jetzt können wir die Progerie besiegen!«

Da war er einer der ersten, die den Finger vor dem Mund hielten und vor allzu großen Erwartungen und falschen Hoffnungen warnte. Da war er es, der sich über die E-Mail einer Amerikanerin ärgerte, die über die ganze Erde verbreitete, man stehe nun kurz vor der Heilung dieser Krankheit. »Hurra«, schrieb sie, »der Anfang ist gemacht!« Weil eine Studie in ihrem Land ergeben hatte, dass achtzehn von zwanzig an Progerie erkrankten Kindern an der gleichen Stelle eines Gens eine Verkürzung des Eiweißes aufwiesen. Natürlich freuten sich auch Thorsten Marquardt und Thomas Brune über die hoffnungsfrohen Neuigkeiten, so wie sie sich über jeden Fortschritt zur Bekämpfung dieses Auswuchses freuen, aber ihre ärztlichen Vorbehalte bestanden weiter und bewahrten sie vor einer eiligen Euphorie. Dazu ist diese Krankheit, sagen sie, viel zu kompliziert.

Aber es blieb ihre Ehrfurcht, eine Ehrfurcht, die sie für mich sehr menschlich machte und sehr fassbar in ihrem Wunsch, vor allen Dingen den Kindern zu helfen und nicht immer nur ihren Karrieren. Auch konnten Thorsten Marquardt und Thomas Brune stundenlang und einigermaßen verständlich über die *signifikanten Auffälligkeiten der Zuckerstrukturen* reden oder über die verdrehten, vorderen Schneidezähne und die gebogenen Zehennägel bei Kindern mit Progerie. Dabei klangen sie wieder fast begeistert, wenn sie über das entstellte Schlüsselbein sprachen, über die verkrümmten Finger und die großen, braunen Flecken auf der Haut. Es war aber eine Begeisterung, die man ihnen zubilligen musste, denn wann vorher hatten sie schon mal als Arzt ein Kind mit diesem seltenen Leiden gesehen, und nicht nur auf Bildern? Wann sonst konnten sie sich so einprägsam mit dieser Krankheit beschäftigen, sie fühlen, sie tasten und sie im wahrsten Sinne begreifen? Denn diese Krankheit ist nicht nur eine Krankheit, sie ist ein Rütteln an der Macht unserer Schöpfung und ein Schlag ins Gesicht für alle, die beim Verteilen des Leids noch an Gerechtigkeit glauben. Deshalb fiel mir auch auf, sooft ich mich mit diesen beiden wunderbaren Ärzten unterhielt, dass ihnen immer eine angemessene Darstellung der Krankheit wichtig war. Das sind wir den Kindern schuldig, sagten sie, das sind wir ihnen schuldig, wenn wir sie schon nicht heilen können.

Eine Laune der Natur

Yasin war jetzt über ein Jahr alt, konnte natürlich noch nicht reden, und ich fragte mich, ob es ein Vorteil war, wenn ich *nicht* mit einem Kind sprechen musste, das Aussichten hatte auf einen raschen Tod. Ich überlegte oft, ob es nicht viel schwieriger wäre, über das frühe Sterben eines kleinen Jungen zu schreiben, der schon Gedanken formen konnte und alles verstand. Wir Erwachsenen tun uns ja sehr schwer mit dem Sterben, mit dem Tod, und ich dachte immer, wie ich mich verhalten würde, wenn Yasin mein eigener Sohn wäre. Wie hätte ich ihm weismachen können, dass Kinder wie er mit großer Hast durchs Leben gehen? Wie sollte ich dafür Worte finden? Welche Sätze hätte ich gewählt bei der Beschreibung dessen, was so einem kleinen Menschlein noch bevorsteht? Ich bin sicher, dazu reichen deine Möglichkeiten nicht aus, nicht dein noch so mühevoller Umgang mit der Sprache und schon gar nicht dein Verständnis für den warmen Segen einer Jugend. Hätte ich ihm sagen können, lieber Yasin, du wirst zwar wunderschön leben, doch nur ein bisschen schneller als die anderen? Hätte ich ihn mit Lügen trösten können oder mit einer vorsätzlich falschen Darstellung seines genetischen Defekts?

Als diese vielen, viel zu vielen Fragen aufkamen und sie bedrohlich mein Notizbuch füllten, empfand ich Gewissensbisse, weil ich sie nicht einfach wegstreichen und sie doch nicht mit demjenigen besprechen konnte, um den es eigentlich ging. Manchmal dachte ich, komm ein paar Jahre später, dann ist er so weit, um sich mit dir über seine Krankheit zu unterhalten, dann wird er seine Gefühle ausdrücken können und vielleicht auch über seine schmerzenden Gelenke klagen. Dann wirst du in ein altes, müdes Gesicht blicken, ihm über die runzlige Haut streichen, und schon während ich darüber nachdachte, verwarf ich den Gedanken wieder und schrieb mir noch mehr Fragen auf. Was wird er sagen, wenn er eines Tages dieses Buch über sich lesen wird? Wann wird er zum ersten Mal merken, wie die Zeit durch seine Adern tobt? Was kann er machen, damit er immer so ein starkes Kind bleibt? Wie wird er es ertragen, wenn ihn immer mehr Menschen angaffen werden? Und dann fragte ich mich, während ich mir noch schlechter dabei vorkam, gaffe ich nicht mit? Zeige ich nicht auch mit dem Finger auf ihn, seit ich über ihn zu schreiben begann, kann er jetzt nicht auch ins Licht der Öffentlichkeit geraten, wo ihn das Licht der Scheinwerfer blendet und seine kleine, stille Welt bis in den letzten Winkel ausgeleuchtet wird?

Mein Argwohn verflog, sobald ich Yasin sah, meine Zweifel lösten sich auf in einem heiteren Nichts, wenn dieser kleine, selbstbewusste Kerl in seinem Laufstuhl vor mir stand und sich nicht sofort versteckte, weil er heute mal besonders gut drauf war. Dann baute er sich wie ein trotziger Zwerg vor mir auf, stemmte die Hände in die Hüften, wanderte mich mit seinen großen Augen ab und glaubte ganz entschieden, reden zu können. Nein, dachte ich, jeder sollte ihn kennen lernen! Jetzt und gleich! Dann gluckste er, juchzte, gab schrille Laute von sich und war darum bemüht, einige gutgemeinte Unverständlichkeiten so zu sortieren, dass er sich mir irgendwie mitteilen konnte. Oft kamen allerdings nur Schleim aus seinem Mund, Milch, Brot oder Obst und keine Worte, doch wie alle stolzen Eltern bildeten sich auch die Sancars ein, bei ihm immer wieder die türkischen Worte *anne* und *babba* für Mutter und Vater und *abbi* für *großer Bruder* zu hören. Oft sagte er auch *abba* zu seinem Papa, was eigentlich *große Schwester* heißt, denn er hatte Schwierigkeiten, das B am Anfang eines Wortes auszusprechen. Meistens aber rief er sowieso nur *anne*, weil Mama bei ihm sehr verlässlich Hungerhaben und Essenkriegen bedeutete. Dass er sich an ihre Brüste saugen wollte, dass er Liebe brauchte und Zärtlichkeit, aber bitte schön sofort! Denn kranke Kinder wissen schon früh, dass sie krank sind und deshalb im Mittelpunkt stehen, und einige von ihnen setzten, das wusste ich von meinem Sohn, diese Aufmerksamkeit ganz bewusst ein, sie weinen, wenn sie ihren Willen haben wollen, und sie wissen: Ich erreiche damit alles, was ich möchte. Auch Yasin zählte zu diesen kranken Kindern, weil er mit seinem wachen Verstand gemerkt hatte, dass es auf diese Art und Weise immer wunderbar klappte: einmal schreien und schon kommt die Milch!

Ich sagte mir wieder, und jetzt noch mehr, nur gut, dass er nicht sprechen konnte! Denn Yasin brabbelte einfach weiter, freute sich so gut es ging seines Lebens, und ich war sehr froh darüber, dass ich mich ein bisschen hinter der Fassade seiner kindlichen Sorglosigkeit verbergen konnte. Obwohl ich gern gewusst hätte, was er denkt, obwohl ich gern seine Ängste gekannt und nicht immer sein Gesicht und seine Körpersprache umständlich dazu genutzt hätte, seine Gefühle wenigstens ansatzweise zu verstehen. Aber ich hatte ja auch noch Meral Sancar, die mir ein Spiegel seiner kleinen Seele wurde; sie beide zusammen kamen mir vor wie eine verschworene Gemeinschaft, die durch den Schmerz nur noch verschworener wurde, und während ich mir häufig sagte, pass auf, dass es nicht eine Geschichte über Yasins Mutter wird, war ich doch froh über diese wunderbare Nähe, die zwischen uns entstand. Eine Nähe, die nicht selbstverständlich war, eine Nähe, die ich niemals zugelassen hätte, als ich mich um mein Kind kümmerte, eine Nähe, die nötig war, um über Träume zu sprechen und gleich danach mit dem Lappen die erbrochene Suppe ihres Sohnes vom Boden zu wischen. Und manchmal, wenn Yasin wieder an ihrem Busen hing, wenn er sich in ihre sichere Wärme verkroch, dachte ich, bestimmt will er jetzt nicht wissen, was da draußen vor sich geht, welches Grauen sich gerade zusammenbraut, und ich glaubte zu spüren, für diese beiden Menschen war Zeit augenblicklich keine Drohung mehr.

Wenn er wieder hervorkroch, merkte natürlich auch Yasin, ich bin anders als die anderen, und alle um mich herum behandeln mich, als sei ich etwas Besonderes. Bestimmt fiel ihm auf, was auch schon einem kleinen Jungen auffallen musste, weil es so ungewöhnlich und so sonderbar war. Ach, da ist ja der tapfere Yasin! Ob Freunde, Verwandte oder Bekannte, sie senkten ihre Stimme, wenn sie ihn sahen, sie fotografierten ihn, sie starrten ihn lange an, sie liefen um ihn herum, sie knieten sich ihm neugierig entgegen, und wenn ihnen nichts Vernünftiges mehr einfiel, säuselten sie: »Ist er nicht süß?« Womit sie schließlich auch Recht hatten, denn Yasin war ein hübscher, kleiner Mensch, der bisher verschont blieb von den tiefen Spuren seiner Progerie – noch verschont blieb, weil sie sich während der nächsten Wochen nur ganz vorsichtig in sein Gesichtchen schlich und sich sehr langsam über seinen schmalen Körper ausbreitete. Trotzdem fiel jedem gleich seine Winzigkeit auf, seine stille Zartheit, seine flüchtige Präsenz. Er wog siebentausendachthundert Gramm, gerade mal doppelt so viel wie bei der Geburt, und außerdem war er nur vierundsiebzig Zentimeter groß. Oder sollte ich besser sagen, er war vierundsiebzig Zentimeter klein?

Dabei aß er zu dieser Zeit noch reichlich, sagte seine Mutter, er hatte den Mund immer voll, und die Brust, die er so liebte, reicht schon lange nicht mehr. Hunger, Hunger, Hunger, das ist auffällig bei Kindern mit Progerie, las ich in einem wissenschaftlichen Bericht, und viele von ihnen essen später nahezu dreimal so viel wie normale Kinder, weil sie kein Unterhautfettgewebe haben und die Nahrung nicht speichern können. Sie rutscht so durch und kommt aus dem Darm, bevor sie die wertvollen Nährstoffe an den Körper abgeben kann, aber es sollte nur einige Wochen dauern, bis Meral Sancar sich die Tage herbeisehnte, an denen ihr dürrer Sohn regelmäßig Essen zu sich nahm. Später kam die Zeit, in der er angewidert den Mund verzog, alles ausspuckte und es große Mühe bereitete, überhaupt irgendetwas in ihn hineinzubekommen. Auch das passte zu der Unberechenbarkeit der kranken Kinder, auf nichts konnte man sich verlassen, täglich musste umgelernt werden, und morgen stimmte schon nicht mehr, was gestern noch galt. Da konnten die Ärzte sagen, was sie wollten, von Unterhautfettgewebe, Nährstoffen und überforderten Därmen.

Kerstin Wiechers kannte das nur zu gut, sie hatte das alles viele Jahre lang bei ihrer Tochter Svenja mitgemacht, und nichts war ihr fremd von dem, was Meral Sancar ihr bei den Besuchen erzählte. Sie kam jetzt öfter, einfach so, um da zu sein, zu reden, zu schweigen, zu weinen, zu lachen, und immer, wenn ich sie dabei antraf, wie sie Yasin in den Armen hielt und ihn liebevoll drückte, bewunderte ich ihre unglaubliche Stärke. Wurde sie dabei nicht von ihrem eigenen Schmerz erdrückt?, fragte ich mich, aber Kerstin Wiechers antwortete mir, dass das für sie eine Therapie sei, und der traurige Versuch, die klaffenden Wunden wenigstens ein bisschen zu schließen. Außerdem war sie in einem Verein tätig, der sich in Europa um das Wohl von Familien mit Progerie-Kindern sorgt, die sich so oft in ihrem Kummer allein gelassen fühlen. Denen möchte sie helfen, mit ihrer Erfahrung, mit ihrem Herzen, mit ihrer Kenntnis über die Krankheit, von der sie häufig mehr weiß als so manche Ärzte, und gerade bei Meral Sancar gab es für sie viel zu tun. Sie wollte ihr auch bei praktischen Dingen helfen, beim Papierkram für die Erfassung von Pflegestufen und bei allen anderen Dingen, die für sie als Türkin schlecht zu verstehen waren. Sie fragt mich jetzt schon öfter, sagte Kerstin Wiechers, und ich hörte aus diesen Worten, dass sie froh war, wenn sie gebraucht wurde. Nur lästig sein, sich aufdrängen, das wollte sie nicht, und deshalb freute sie sich sehr, als Meral Sancar sie ganz plötzlich in die Arme nahm. Progerie verbindet. Sie verbindet durch ihren Schmerz.

Kerstin Wiechers hatte Meral Sancar auch vor Menschen gewarnt, die das Leid ihres Kindes ausschlachten und sein hartes Schicksal meistbietend verkaufen wollten, und natürlich meinte sie damit vor allem Journalisten. Dabei schaute sie mich mit so einem Blick an, der zu sagen schien, wenn du schon darüber schreibst, vergiss zumindest nicht, das Spendenkonto unseres Vereins zu nennen, und ich blätterte verlegen in meinem Block herum, malte kleine, kranke Strichmännchen aufs Papier und vermied es, mich auf irgendwelche Versprechungen einzulassen. Ich versuchte, sie in ihren Zweifeln zu verstehen, weil sie sich auskannte mit der öffentlichen Darstellung von Progerie und der schlimmen Gier nach heischenden Bildern, denn ihre Tochter war oft im Fernsehen und in Zeitungen eine kleine, traurige Berühmtheit. Sie war im ZDF zu sehen, bei RTL und selbst die *Bravo* und das Käseblättchen aus ihrem Dorf brachten einen Artikel über das Greisenkind Svenja. Das Greisenkind Svenja! Wenn sie das schon hörte! Keiner fragte sie, keiner entschuldigte sich, keiner tröstete sie, und eine Gazette verkaufte Svenjas Fotos angeblich sogar nach England weiter, ohne ihr Bescheid zu sagen, und ehe sie sich's versah, hatte dort eine andere Zeitung eine geschmacklose Herzschmerzgeschichte gedruckt. Da bist du völlig ausgeliefert, sagte Kerstin Wiechers, ich war sehr wütend, aber wie sollte ich mich wehren? Indem Sie erst gar keine Bilder machen lassen, antwortete ich ihr, aber schon während ich es ihr sagte, kam ich mir fast heuchlerisch dabei vor, denn meine erste Frage an Meral Sancar war damals, ob ihr Sohn auch fotografiert werden darf. Weil ich schon bei unserem ersten Treffen ahnte: Kein Wort der Welt kann das Grauen dieser Krankheit besser entlarven als ein Bild, das sich für immer ins Gedächtnis brennt.

16. Juli 2002

Yasin schwitzt und schwitzt und schwitzt, aber keiner weiß, was man dagegen machen kann. Ansonsten aber ist er sehr vergnügt und strahlt jeden, auch mich, mit seinen großen braunen Augen an. Er hat die schönen Augen seiner Mutter. Seine beiden Brüder sind mächtig stolz auf die türkische Fußball-Nationalmannschaft und begrüßen mich mit einer großen Flagge. Die Türken haben vor zwei Wochen den dritten Platz bei der Weltmeisterschaft belegt. Sie sind froh, dass sie nicht gegen Deutschland spielen mussten. Ali Sancar ist wieder aufgetaucht. Er hält Yasin sehr liebevoll auf seinem Arm und wenn er ihn mal ablegt, fängt sein Sohn sofort an zu schreien. Sein Vater füttert ihn, küsst ihn, trägt ihn herum, nur volle Windeln will er nicht wechseln. Er ist ein sehr leiser, fast schüchterner Mann, bei dem man nicht vermutet, dass er jemals grob werden könnte. Er arbeitet in einer Firma, die Verpackungen für Erdnüsse herstellt, und seine eintausendvierhundert Euro im Monat reichen gerade mal für drei Wochen. Bald will Meral Sancar auch wieder arbeiten gehen, aber sie weiß nicht, wie sie das anstellen soll, bei vier Kindern, der schweren Krankheit und einem Mann, mit dem sie so oft streitet. Außerdem weiß sie nicht, wo Mehmet und Ahmet tagsüber bleiben können. Sie ist eine strenge Mutter und will immer wissen, wo sie stecken. Sie sind bald fertig mit der Schule und wissen noch nicht, was sie danach machen werden.

Letzte Nacht fühlte sie sich sehr schlecht, sagt sie mir. Sie kriegte keine Luft mehr und hatte große Angst zu ersticken. Sie dachte immer wieder an ihren kleinen Sohn, dachte daran, wie sich eines Tages seine kindliche Schönheit entstellen würde. Plötzlich waren wieder die Bilder in ihrem Kopf, die ihr Thomas Brune gezeigt hatte. Außerdem hatte sie vor ein paar Tagen im Fernsehen ein Kind mit Progerie gesehen, bei irgendeiner dieser Talkshows am Nachmittag, die mit ihren Themen vor keiner Entwürdigung der Menschen zurückschrecken. Vor keiner Entblößung, vor keiner voyeuristischen Geschmacklosigkeit. Solange die Quote stimmt. Sie zeigten ein Greisenkind und hielten die Kamera minutenlang auf sein junges, altes Gesicht gerichtet. Danach hatte sie so ein schneidendes Gefühl in der Kehle, als hätte sie Rasierklingen verschluckt. Gestern hatte sie erfahren, dass in fünf Wochen in der Nähe von Bonn ein Treffen von Kindern mit Progerie und deren Familien aus ganz Europa stattfindet. Sie wurde eingeladen und will hingehen, doch ihr graut vor der Begegnung mit den greisen Kindern. Sie hat wahnsinnige Angst davor, bisher hat sie ja Progerie nur auf Fotos gesehen.

Ihre Wohnung hat sich seit meinem letzten Besuch verän-

dert, eine Tür wurde zugemauert, und an den Wänden im Kinderzimmer klebt eine helle Blumentapete. Sofa und Fernseher wurden verrückt. Meral Sancar freut sich über die Neuerungen, aber die Nachbarin von oben drüber hat die Umbauarbeiten beim Vermieter gemeldet. Hat bei der Genossenschaft nachgefragt, ob sie überhaupt eine Genehmigung haben. Jetzt droht ihnen eine Wohnungsabnahme und bei Verstoß gegen irgendein Mietrecht sogar eine Geldstrafe. Obwohl sie sich es mit ihren bescheidenen Mitteln nur ein wenig netter machen wollten. Seien Sie doch froh, dass wir keine Türken sind, die wie Schweine hausen, hat Frau Sancar gesagt. Sie würde gern ausziehen, vor allem im Winter, wenn es nirgendwo richtig warm wird. Unter und über ihrem Wohnzimmer sind Schlafräume, die niemals geheizt werden. Die Kälte dringt von überall zu ihnen durch. Sie leben zu sechst auf ungefähr achtzig Quadratmetern und zahlen dafür vierhundertdreißig Euro im Monat.

Manchmal fühle ich mich wie achtzig, sagte Frau Sancar zu mir, so müde, so zittrig, so schwach, sie wollte sich bewegen, sich nicht unter der Last ihrer schweren Schultern ducken, aber sie konnte es nicht, weil die Gelenke steif waren vor Angst und sie nach einer Nacht ohne Schlaf jeden einzelnen Knochen spürte. Wo soll das nur enden?, fragte sie und schaute mich dabei an, als wüsste ich eine Antwort darauf, wo soll das enden, ich bin doch erst siebenunddreißig, und immer häufiger merkte sie, wie sie beim Bücken stöhnte, sich ihr harter Nacken wie kalter Beton anfühlte und ihr der ganze Körper auf das Gemüt drückte. Lass dich nicht hängen, Meral!, rief sie, du hast kein Recht dazu. Du hast vier Kinder, die dich brauchen, du hast einen Sohn, der jedes Jahr sieben Jahre älter aussehen wird, also jammere nicht und nimm dein Schicksal in die Hand. Kämpfe, wie es jeder von dir kennt!

Aber es gab zu viele Fragen, die ihr Hirn zermarterten, zu viele Einbahnstraßen, die zur Angst führten, zu viele Gedanken, die sie nicht zu Ende denken konnte, und die wichtigste Erkenntnis für sie war: Ich kann nicht helfen! Ich kann nichts gegen die Krankheit meines Kindes tun! Niemand ist da, der mir meine Furcht und Wut abnimmt! Und diese Machtlosigkeit ihrer Gefühle trieb sie manchmal fast in den Wahnsinn. Wenn sie morgens vor Erschöpfung kaum mehr hochkam, wenn sie ihre Mutter in der Türkei anrief und diese mit keinem Wort nach ihrem kranken Enkel fragte – einem kranken Enkel, der vielleicht schon bald älter aussehen würde als seine eigene Großmutter. Oder wenn sie beim Kinderarzt war und immer wieder hörte: »Herr Doktor, mein Kind hat so einen schlimmen Husten!«, während sie mit Yasin im Warteraum saß. Mit einem Kind, dessen Zeiger seiner Lebensuhr übers Ziffernblatt geschoben wurde. Einfach so, ohne es zu fragen.

Ja, das machte sie traurig und wütend zugleich und erfüllte sie jedes Mal mit einem heiligen Zorn. Manchmal auch auf den lieben Gott. Zwar glaubte sie weiterhin an ihn als Muslimin, die nichts anderes als die Treue für den Himmel kannte, doch hatte sie sich mit der Zeit ihren eigenen Glauben zurechtgelegt. Auch ging sie nur noch selten in eine Moschee, Menschen, die der liebe Gott mag, sagte sie, müssen im Leben viel mehr erleiden als andere. Starke Menschen werden geprüft, und mein kleiner Sohn ist der stärkste Mensch, den ich kenne. Doch diese Hoffnung konnte sie nicht trösten, sie reichte nicht, um genügend Kraft daraus zu schöpfen, und in ihren schwachen Momenten, die leider immer häufiger wurden, fragte sie wieder nach ihren Sünden aus der Vergangenheit, die vielleicht an ihrem Unglück schuld sein könnten. Dass sie als junges Mädchen sehr gern den Schleier getragen hatte, weil sie darunter so wunderbar unerkannt mit ihren Freundinnen über andere Leute lästern konnte. Dass sie einmal am Fettrand einer Wurst vom Schwein genascht hatte und sie danach dachte, ein Blitz würde sie erschlagen. Dass sie oft die Fastenzeit nicht einhalten konnte, wie beim letzten Mal, als sie Yasin stillte und nicht bis zum Sonnenuntergang hungern wollte. Mein Glaube ist mir wichtig, sagte sie, ich kann nicht auf ihn verzichten, und bestimmt wird er mir nützen, wenn ich eines Tages am Grab meines Kindes stehe. Bestimmt, ganz bestimmt, tröstete ich sie, und dabei verschwieg ich ihr, wie wenig mir mein eigener Glaube heute dabei hilft, wenn ich verloren auf dem Friedhof stehe.

Aber trotz ihrer schlechten Verfassung wirkte Meral Sancar sehr selbstbewusst in ihrem ganzen Schlamassel, sie hatte so einen frommen Stolz, wie ihn nur Menschen aus dem Süden kennen, einen starken Stolz, der ihr in jeder Not sagte: Komm nur, Unglück! Ich lasse mich von dir nicht unterkriegen! Komm nur, sagte sie im tapferen Trotz, komm nur, ich schaffe alles, was man von mir verlangt. Ich will meinen Kindern eine gute Mutter sein, eine Mutter, die bis zum Umfallen kämpft, doch bei allem eisernen Willen wusste sie auch, dass sie immer zerbrechlicher wurde. Dass ihre Träume immer bedrohlicher wurden und ihr ständiger Schlafentzug schmerzhafte Wunden schlug. Ich muss, ich muss, ich muss, sagte sie sich fast beschwörend, wenn sie morgens aus dem Bett aufstand und ihre Beine einknickten wie abgebrannte Streichhölzer. Ich muss, sagte sie, wenn man sie im Krankenhaus abwimmeln wollte, ich muss, wenn Yasin fordernd nach ihren Brüsten schnappte, ich muss, wenn wieder einmal alle Welt gegen sie war. Dann erst recht! Sie hatte so einen hartnäckigen Mut, den manche auch als Impertinenz auslegten. Wenn man kurz vor dem Ertrinken steht, sagte sie mir, lernt man erst recht zu schwimmen.

Manchmal gönnte sie sich am Nachmittag ein paar Minuten auf einer Bank in einem nahen Park. Nur raus aus der engen Wohnung, weg von den Nachbarn und auch sonst keiner da, der sie maßregeln wollte. Dann spürte sie, wie der Wind ihr über die Wangen strich, dann schmeckte sie die warme Luft, vergaß Raum, Zeit und Sorgen und träumte sich mit geschlossenen Augen durch eine sanfte Helligkeit, in der es nur Harmonie gab und Frieden. Warum kann es nicht immer so sein?, dachte sie, ich verlange doch so wenig von meinem Leben. Nur Stille und Ruhe und ein paar Augenblicke der Besinnung, um vor den nächsten Katastrophen Luft zu holen, und erst wenn sie ihren kleinen Yasin wieder in die Arme schloss, wusste sie, dass diese kleine Flucht in das Vergessen wieder beendet war. Doch Kraft, sagte sie, hat mir diese kurze Abgeschiedenheit trotzdem gegeben, und ich dachte nur: Diese Kraft wird sie auch brauchen.

Alter ist doch nur ein Wort

Die Treffen mit der Familie waren ernst, allzu ernst, deshalb suchte ich nach Augenblicken, in denen du ausruhen konntest, um vielleicht einfach mal zu schweigen und die Dinge geschehen zu lassen. Ich merkte, gerade diese Besonderheit der Krankheit musste es dir erlauben, durchzuatmen und sich in einen Gleichmut zu flüchten, der es dir bestimmt einfacher machte, die eigenen Ängste zu ertragen. Alter! Die Angst davor steckte in mir wie in jedem anderen Menschen auch in diesen Zeiten des Jugendwahns, in dieser verrückten Hast, die so verrückt ist, dass du schon mit fünfzig Jahren für die Werbung ein nichtsnutziger Greis bist. Alter heißt nichts Gutes in unserer Gesellschaft, es ist ein lästiges Übel der Menschheit, und die wenigsten wollen noch erkennen, dass Alter eine große Abgeklärtheit sein kann, die einige sogar als späte Gnade empfinden. Aber sag das mal Yasin, dachte ich, wenn er auf deinem Rücken sitzt, während du unter ihm wieder wie ein anatolisches Lasttier schnaubst. Sag ihm, dass er diese Stimmungen, diese Erfahrungen auf der Überholspur erleben soll, sag es ihm, wenn er dich eines Tages versteht – doch nein, daran wollte ich jetzt nicht denken, wenn ich in sein verschmitztes Gesicht sah, und stattdessen hob ich einen Arm als wäre er ein Rüssel und prustete wie ein Elefant, der einen heftigen Schnupfen hatte. Da, er lachte, da, er grinste, er freute sich seiner Gegenwart, und ich war der Meinung, allein das ist wichtig für ein Kind. Vor allem für ein krankes Kind.

Aber dann holte dich die Zukunft wieder ein und alles war wie vorher. Die gleichen Hemmungen, die gleichen Ängste, die gleichen Befangenheiten, weil du dich nicht davon frei machen kannst, wenn du ein Kind mit Progerie kennen lernen willst. Irgendwann siehst du es doch wieder dramatisch und dein schlechtes Gewissen schlägt durch. Ein schlechtes Gewissen, das dir einreden will, da steht ein kleiner Junge vor dir, seine Gene drehen durch, er ist dazu verdammt, vermutlich vor seinen Eltern zu sterben, und ohne es zu wollen, bekommt das Altern für dich eine neue Sicht und auch das Dasein gewinnt eine neue Bedeutung. Oft bleibt nur hilfloses Zögern zurück und der zaghafte Versuch, zu einer völlig neuen Auffassung von Zeit und Raum zu gelangen. Das aber gelingt dir nur selten, weil der Mensch zur intellektuellen Bequemlichkeit neigt und sich – ich kann es nicht oft genug wiederholen – in ihm alles dagegen sträubt, diese Krankheit zu Ende zu denken, weil man sie nicht *begreifen* kann.

Ich konnte sie auch nach über zwei Jahren nicht begreifen, nicht nach den vielen Stunden mit Yasin und seiner Familie. Nicht nach dem Spielen mit ihm, wobei es ihm immer schwerer fiel, mit seinen steifen Fingerchen ein kleines Auto anzufassen. Nicht nach den zahlreichen Gesprächen mit seiner Mutter, die in ihrer Verzweiflung Trost bei Gott suchte und sich viel zu oft auf ihre schwindende Kraft verließ, nicht bei seinem Vater, der vor der Wahrheit davonlaufen wollte, weil türkische Söhne nur als starke Männer überleben, und er es jedem verbot, einen Kalender mit Bildern von Progerie-Kindern an die Wand neben den Koran zu hängen. Und auch die Ärzte konnten sie mir in ihrer Not von fehlenden Argumenten nicht begreiflich machen, wenn sie sagten: »Ich glaube, dass Progerie nur so aussieht wie Altern, in Wirklichkeit hat sie aber mit dem Alterungsprozess nichts zu tun. Viele Begleitumstände zum Beispiel, die zum Altern gehören wie *Alzheimer* und *Demenz*, treten bei Kindern mit Progerie nicht auf.«

Ach, dachte ich, alles sieht also nur wie Altern aus? Junge Menschen, deren Gelenke knirschen, die ein Gesicht voller Runzeln haben und froh sind, wenn sie sich gebückt unter der Last ihrer Schwäche dem kurzen Leben stellen können, junge Menschen, die eine frühe Angst vor Arthrosen, Infarkten und Embolien haben und sich beim Gehen mit ihren steifen Beinen quälen? Was ist das denn, außer älter zu werden, wenn die Hüftknochen nicht richtig in der Pfanne sitzen, sich Sehnen verkürzen und Schattenringe unter den Augen bilden, sich Altersflecken über den Körper säen, Adern unterm kahlen Schädel schimmern und man nach dem Treppensteigen minutenlang verschnaufen muss? Wie eigentlich soll man es sonst bezeichnen, wenn sich die Kinder, wie ich später erfuhr, manchmal selbst in einen frechen Spott flüchten und Sätze wie *Schlimmer als Papa kann ich ja sowieso nicht aussehen* sagen oder sich in stille Hoffnungen retten und sich zum Trost einreden: *In diesem Körper möchte ich nicht alt werden.* Was ist das denn, wenn nicht altern? Und steckt dahinter manchmal nicht auch nur der verständliche Wunsch, das Ganze schnell hinter sich zu bringen?

Oder sollte man das schnelle Altern besser als beschleunigtes Leben bezeichnen? Als Dasein im Zeitraffer? Klingt das vielleicht irgendwie tröstlicher? Ich glaube, es ist unsere Unfähigkeit, diesen Vorgang anders als Altern zu benennen, es ist unsere Ohnmacht, Dinge nicht anders bewerten zu können als danach, wie *wir* sie sehen. Denn bei Dingen, die wir zwar wahrnehmen, aber nicht einordnen können, fängt unsere Beklemmung an, und bei einer Krankheit wie der Progerie werden alle Regeln, die wir kennen, in großem Maße auf den Kopf gestellt. Es gibt keine verlässlichen Gesetze der Natur mehr, man ist ihren schlimmen Launen hilflos ausgeliefert, und je mehr ich in der Geschichte steckte, desto weniger verstand ich sie. Deshalb entschloss ich für mich, das Ganze weiterhin als Altern zu bezeichnen, entgegen dem guten Rat der Ärzte, aber zum Schutze meiner kläglichen Erklärungsversuche. Ich wollte mich lieber darüber freuen, dass Yasin jetzt immer öfter mit mir spielte und beim Reiten an meinen Ohren zog.

Sobald ich jedoch nach meinen Besuchen wieder zu Hause war, kramte ich in Aufsätzen und Büchern herum und telefonierte mit den Ärzten, denn die Frage nach dem Altern ließ mich nicht mehr los. Ich wollte diesen Vorgang verstehen, ich wollte ihn für mich fassbar machen und ihn vor allem bei den kranken Kindern durchschauen. Schließlich kommt *Progerie* aus dem Griechischen und hieß dort schon *frühes Altern*. Da darf man doch wohl erwarten, dass auch wir altern sagen, damit wir diese Krankheit irgendwie begreifen können. Ein anderer Begriff fiel mir gar nicht ein bei einem Zustand, der die Haut welken und das Herz rasen lässt. »Das Altern«, las ich in einem schlauen Buch, »beginnt mit der Geburt als eine festgesetzte Änderung von Stoff, Form und Leistung der Zellen, Gewebe und Organe. Im allgemeinen Sprachgebrauch ist Altern die letzte Phase des Lebenszyklus.« Das eben ist der Unterschied, dachte ich, es sind zwar sichtbar alte Menschen mit einem überaus wachen Verstand, doch wenn sie gerade erst leben wollen, müssen sie sterben. Da helfen sie dir auch nicht weiter, diese Grundsätze der Biologie und elementaren Kenntnisse über das Kommen und Gehen von Menschen. Wenn ich Yasin sah, wurden diese organischen Regeln regelmäßig über den Haufen geworfen, das Recht auf eine normale Entwicklung wurde missachtet oder ganz kindlich und weit weg von allen Gesetzen der Natur ausgedrückt: Wenn ich Yasin sah, hatte ich das schlechte Gefühl, dass ihn sein Schöpfer für irgendwas bestrafen wollte. Ich wusste nur nicht, wofür.

1. August 2002

Meral Sancar fährt nach Münster, auch ich fahre hin und zusammen werden wir dort in der Uniklinik sehr freundlich von Thorsten Marquardt begrüßt. Ich darf jetzt bei allen regelmäßigen Untersuchungen von Yasin dabei sein, weil seine Mutter den Arzt von seiner Schweigepflicht entbunden hat. Thorsten Marquardt hockt auf einem kleinen Stuhl und stützt seine Arme auf einer Liege auf, die er gleichzeitig als Schreibtisch nutzt. Ein bunter Impfkalender hängt an der Wand, von der Decke baumelt ein kleiner Windvogel und hinter ihm stehen einige Bilderbücher in einem Regal. Neben dem Arzneischrank klebt ein Kinderbild mit einem lächelnden Vampir. Das Blut läuft ihm aus dem Mund heraus.

Mein Hausarzt hat mir geraten, es mit Wachstumshormonen zu probieren, sagt Meral Sancar. Es gibt da in Datteln jemanden, der damit Kindern beim Größerwerden hilft. Das sollten Sie nicht machen, erwidert Thorsten Marquardt, auf keinen Fall! Das hilft vielleicht bei Kleinwuchs, um die Hirnanhangdrüse anzuregen, aber Progerie ist keine Wachstumsstörung. So komisch das klingt, sagt er, Ihr Kind hat vor allen Dingen einen genetischen Schaden, mit schlechtem Wachstum hat das nichts zu tun. Yasin fühlt sich nicht wohl, er ist müde und jammert, seine Mutter knöpft die Bluse auf und nimmt ihn an ihre Brust. Er schnauft und schwitzt, aber sofort ist er ruhig und saugt zufrieden vor sich hin.

Er isst nicht mehr so gut wie früher und muss sich oft übergeben, fährt Meral Sancar fort, dann kommt ihm alles durch Mund und Nase heraus. Manchmal dreimal am Tag und auch die Windeln sind häufig bis zu fünfmal voller Kot. Thorsten Marquardt ist beunruhigt und will Yasins Gewicht messen. Nur sehr unwillig lässt er vom Busen seiner Mutter ab, gemeinsam legen sie ihn in die Wanne einer Waage, während ich versuche, ihn mit ein paar Grimassen abzulenken. Ein süßes Häuflein Mensch. Doch der Arzt schaut mit Stirnrunzeln auf die Verlaufskurven irgendwelcher Tabellen. Auch für ihn ist es trotz seiner großen Erfahrung seiner erster Fall von Progerie.

Ich weiß nicht, sagt er, ob seine Verdauungsorgane in Ordnung sind. Dann malt er mit einem Kugelschreiber eine Speiseröhre auf das weiße Schutzpapier der Liege. Erst einen langen Schlauch, darunter dann eine Blase, die den Magen darstellen soll. Er bemüht sich sehr, Meral Sancar alles genau zu erklären. Mit Worten, die man auch ohne sechs Jahre Hörsaal versteht. Zwischen Schlauch und Blase macht er einen dicken Strich. Vielleicht ist der Schließmuskel des Magens beschädigt, vermutet er. Wir sollten demnächst eine Ultraschallaufnahme machen. Außerdem rät er Meral Sancar zu einer Säuremessung. Dazu wird durch die Nase eine kleine Sonde eingeführt. Das tut nicht weh, sagt er. Meral Sancar weint. Sie könnte es nicht ertragen, wenn ihr Sohn auch noch körperliche Schmerzen hätte. Der Schmerz in ihrer Seele ist schon groß genug. Sie soll in der nächsten Woche für zwei Tage in die Klinik kommen. Noch weiß sie nicht, wo ihre anderen Kinder in dieser Zeit bleiben sollen. Aber es sind Sommerferien, da wird sie es schon schaffen.

Yasin schläft fast ein, als Thorsten Marquardt seinen kleinen Körper untersucht. Er scheint den Mann in Weiß zu mögen und schaut ihn mit seinen großen, braunen Augen an. Die Flecken auf seinem flachen Bauch sind breit und ledern, wenn Salbe darauf kommt, wird sie sofort von der trockenen Haut aufgesogen. Kann er schon kriechen?, fragt Thorsten Marquardt. Nein, sagt Meral Sancar, er kann sich nur auf die Seite legen und will immer aufgenommen werden. Wenn es nicht mehr weiter geht, schreit er. Dann kriegt er sofort seinen Willen. Keiner in der Familie kann ein kleines krankes Kind lange schreien hören. Yasin hat schnell begriffen, wie das geht. Zweimal in der Woche muss er nun zur Gymnastik, dann wird er so hingelegt, wie er das gar nicht will, und soll sich dann aus dieser Lage selbst befreien. Auch dann schreit er oft, und Meral Sancar hilft ihm, weil sie es nicht mit ansehen kann. Der Arzt stellt Yasin auf die Füße. Immerhin kann er schon sein eigenes Gewicht übernehmen, sagt er. Dann schreibt er noch ein paar Dinge auf den Zettel, während Yasin mit dem Stethoskop spielen darf. Er schreibt, starker Haarverlust am Hinterkopf, noch keine Zähne, Nase verengt. Und natürlich das mit dem Magen. Eine Rubrik »Seele« gibt es nicht auf den Diagnoseformularen. Bis nächste Woche, sagt Thorsten Marquardt zum Abschied und albert noch ein wenig mit Yasin herum. Bis nächste Woche, sagt auch Meral Sancar. Sie muss sich jetzt beeilen. Zu Hause warten ihre Kinder auf sie.

6. August 2002

Zwei Tage Krankenhaus. Von hier nach dort, von dort nach hier. Die Wege sind lang in einer Uniklinik. Stuhlprobe, EKG, Ultraschall, Bewegungstest. Yasin muss eine Flüssigkeit trinken, die das Schlucken beim Röntgen sichtbar macht. Man will wissen, warum er immer spuckt, erzählt sie mir später am Telefon. Überall, wo sie hinkommen, freuen sich die Ärzte über den seltenen Fall. Sie fassen Yasin an, so oft sie nur können. Solche Kinder kennen sie sonst nur aus dem Lehrbuch. Sehr interessant, sagen sie, sehr interessant. Beim Abschied gucken sie einen dann so an, als wollten sie sagen: Wahrscheinlich werden wir uns ja nicht mehr wiedersehen. Ein Anästhesist meint, er will Yasin nicht narkotisieren, weil er Angst hat. Er könnte mir unter der Hand sterben, sagt er. So klein, wie er ist. So schwach, wie er ist. Außerdem soll Yasin nicht mehr sitzen. Er könnte sich den Rücken kaputtmachen, weil die Muskulatur dort nicht stark genug ist. Yasin soll das nicht, und das nicht! Meral Sancar ist froh, als sie wieder entlassen werden.

Sie wusste lange, sehr lange nicht, ob sie zum Treffen der europäischen Progerie-Kinder gehen sollte, Meral Sancar zögerte und suchte nach irgendwelchen Ausreden, und dass ich sie begleiten wollte, machte ihre Entscheidung nicht gerade einfacher. Ich halte deine Hand, sagte ich ihr, und dabei war mir längst klar, dass ich vermutlich selbst eine brauchte, um den Anblick der Kinder zu ertragen. Bisher gab es für uns beide ja nur traurige Bilder und nicht fassbare Vorstellungen darüber, was es heißt, ein Kind mit Progerie zu haben. Diese Vorstellungen fielen herunter wie Blätter von einem Baum, blieben niemals lange liegen und verschwanden mit dem nächsten leichten Wind. Irgendwie konnten wir uns die Schwermut immer wieder aus den Kleidern schütteln, bevor wir von ihr erdrückt wurden, und oft schafften wir es auch, nur das zu sehen, was wir sehen wollten: Denn was wir sahen, wirkte ganz und gar nicht bedrohlich. Schließlich schien Yasin völlig normal zu sein, abgesehen von den Haaren, die ihm büschelweise ausfielen, und den motorischen Schwierigkeiten, mit denen er bei dem Versuch zu gehen erfolglos gegen die Schwerkraft kämpfte. Sicher, Yasin hatte ein kleines Gesicht, einen kleinen Körper, kleine Füße, kleine Hände und eigentlich gab es nichts, was nicht klein an ihm war. Doch ansonsten war er noch nicht eines dieser Kinder, nach denen sich die Leute auf der Straße die Hälse verrenken. Noch nicht! Denn in geschlossenen Räumen tuschelten sie schon, das spürte Meral Sancar ganz deutlich. Da stießen sie sich gegenseitig an beim Kinderarzt oder beim Bäcker, und seine Mutter glaubte dann zu hören, wie sie sich über seine Winzigkeit die Mäuler zerrissen. Wie wird es erst sein, fragte sie mich, wenn mir ein zitternder Greis auf meinen Schoß klettert?

Nun aber sollte der Tag kommen, an dem Meral Sancar nicht mehr ausweichen konnte vor dem, was sie eines Tages erwarten würde. Jetzt musste sie sich dem Erscheinungsbild der Krankheit stellen, und niemand konnte ihr – ich schon gar nicht – dabei helfen. Am liebsten wäre sie fortgelaufen, gestand sie mir, weit, weit weg von allen Menschen, die ihr etwas über Progerie erzählen wollten. Weg von allem, was selbst krank macht. Stattdessen aber hatte man sie zu einem Treffen des Vereins eingeladen, für den Kerstin Wiechers tätig war und zu dem auch ältere Kinder kommen sollten. Kinder, die schon seit Jahren mit der Krankheit leben und manchmal auch ihren Frieden gefunden haben mit ihr; Kinder, die alle Blicke kennen und frech zurückglotzen, wenn es ihnen zu viel wird; Kinder, die wissen, wie sie wirken; Kinder, die stark sind, tapfer und wahrhaftig, und oft sogar mit ihren Eltern den eigenen Tod besprechen.

Wie soll ich das schaffen, fragte Meral Sancar, wie soll ich den Anblick ertragen? Wie gern hätte sie jemanden außer mir, den bemühten, aber doch noch viel zu fremden Freund, dabeigehabt. Jemanden, der ihr geholfen hätte bei diesem schweren Gang. Wie schön wäre es gewesen, wenn man sie in den Arm nehmen und sie streicheln, trösten, einfach nur lieben würde. Doch es war niemand da, der ihre Angst in die

Flucht schlug, und ihr Mann sagte nur, dass er niemals mitkommen würde, um sich die Zukunft seines Sohnes anzuschauen. Frau, du gehst, sagte er, und Frau ging.

27. August 2002

Dichter Nebel liegt über der Burg von Satzvey in der Nähe von Köln. Die unheimliche Stimmung passt zu den Kindern. Als ich ankomme, erblicke ich sie schon von weitem. Sie sehen aus wie liebe, kleine Gespenster, die auf dem mittelalterlichen Schloss ihr Unwesen treiben. Sie kommen aus Italien, Frankreich, England, Türkei, Österreich und Deutschland und bereits nach wenigen Stunden kenne ich sie alle. Sie heißen Sarah, Burcu, Christian, Sascha, Menekse, Sammy oder Mégane und werden von einer richtigen Gräfin in drei verschiedenen Sprachen begrüßt. Sie ist sehr bestrebt um das Wohl ihrer kranken Gäste, eine freundliche, sehr hilfsbereite Frau, die keine Berührungsängste kennt. Man soll sich austauschen, sagt sie, sich kennen lernen und einfach nur Spaß miteinander haben. Auf der Sommerrodelbahn, beim Minigolf, bei Ritterspielen, beim Besuch des Hochwildparks. Für alles ist gesorgt und das meiste wird von Kleinunternehmern aus der Umgebung gezahlt. Wir danken der »Metzgerei Hufschlag«, sagt die Gräfin, der »Familie Stange« und »Schäfers Reisen« für die kostenlosen Busfahrten.

Viele der Gönner stehen im vornehmen Anzug herum. Sie schauen nur von weitem zu, den meisten steht das Grauen in den Gesichtern geschrieben. Sie wirken sehr gehemmt und scheinen sich nicht wohl zu fühlen beim Anblick von Kindern, die sich längst daran gewöhnt haben, angeglotzt zu werden. Einer der Geschäftsleute steht neben mir und flüstert: »Ich kannte sie ja schon aus dem Fernsehen, aber in echt sehen sie noch viel schlimmer aus.« Sie sind trotz-

dem sehr bemüht, denke ich, sie helfen, wo sie können, schleppen Stühle an, besorgen etwas zu essen, und einer von ihnen überreicht dem Verein einen riesigen, großkopierten Scheck über 2500,68 Euro. Alle klatschen begeistert, ganz besonders die Honoratioren der kleinen Stadt. Sie meinen es schließlich ja auch nur gut. Besser jedenfalls als ein großer Freizeitpark vor ein paar Jahren, dessen Geschäftsführer auf Anfrage des Progerie-Vereins lakonisch meinte, man könne den Besuchern die jungen Greise nicht zumuten.

Als Meral Sancar eintrifft, erblickt sie zum ersten Mal Kinder, die aussehen, wie ihr Yasin einmal aussehen wird. Sie fühlt sich elend und einsam, seit langer Zeit raucht sie wieder. Was ist los mit dieser Frau?, fragt ein Kind. Hat sie Angst vor uns? Nein, aber sie hat einen Sohn, der das Gleiche hat wie ihr, sagt eine Mutter, doch sie weiß es noch nicht so lange. Fast sieht es so aus, als hätte sie kein Verständnis für Meral Sancar, als wolle sie sagen: Mensch, reiß dich gefälligst zusammen! Wie soll so eine Jammergestalt denn auf unsere tapferen Kinder wirken? Kerstin Wiechers ist auch da, sie kümmert sich um Meral Sancar, vor allem aber um Cennet, die ihre Mutter begleiten musste, weil sie sonst zu Hause zu viel alleine gewesen wäre. Das Mädchen ist sehr still, kann nicht weinen, aber auch das Lachen bleibt ihr im Hals stecken. Ich habe sie noch niemals zuvor so verängstigt gesehen. Sie fürchtet sich, schläft schlecht und sieht den ganzen Tag all diese Kinder. Wie sie von ihren Geschwistern getragen werden, weil sie nicht mehr laufen können. Wie sie mit ihnen in den Kinderwagen um die Wette fahren, in solch einem Mördertempo, dass bestimmt niemand einen Sturz überleben würde. Es gibt einige Rabauken unter ihnen, sie wirken wie der verzweifelte Versuch von Normalität.

Eines der kranken Kinder kommt auch aus der Türkei. Das Mädchen heißt Burcu, ist fünfzehn Jahre alt, lebt in Istanbul und kann kaum noch laufen. Sie hat eine sehr spitze Nase, trägt eine Perücke und wetteifert mit Sarah aus Innsbruck darum, wer die meisten Kaffeesahnedöschen im Burgcafé austrinkt und vor sich als schiefen Turm aufbaut. Burcu gewinnt, sie kommt auf acht Dosen, freut sich sehr darüber und schaut mich triumphierend an. Ihr schmales, runzliges Gesicht ist ein einziges Grinsen, schelmisch geradezu. Sie ist die Älteste hier, hatte schon drei Schlaganfälle und kann nicht mehr richtig abführen. Viele glauben, dass sie bald sterben wird. Das Herz will nicht mehr und die Blutgefäße sind völlig verkalkt. Wenn die Nase spitz wird, dann ist es oft so weit, das weiß Meral Sancar noch von ihrem Vater, bei dem vor seinem Tod die Nase auch so stark wuchs. Viele Eltern haben eine Kamera dabei und knipsen, was die Filme hergeben. Immer müssen die Kinder freundlich gucken. Und still stehen. Und lächeln. Auch wenn sie nicht wollen. Meral Sancar weiß nicht, wie sie diese Woche überstehen soll. Was hab ich hier zu suchen?, fragt sie mich. Yasin sieht doch gar nicht aus wie die anderen.

30. August 2002

Eine Woche mit vollem Programm. Schatzsuche im Bergbaumuseum, Reiten auf Ritterpferden, Geistersuchen in der Burg. Die Kinder sind müde, und Meral Sancar vermutet, dass viele Angebote eher für die Eltern sind. Sie klinkt sich oft aus und will ihre Ruhe haben. Was soll sie bei einem Grillabend, sagt sie, Yasin hat doch überhaupt noch keine Zähne. Sie zieht sich oft auf ihr Zimmer zurück. Sie kann die Krankheit nicht mehr sehen. Will vor ihr flüchten. Will sie nicht wahrhaben. Will nicht glauben, dass ihr süßer klei-

ner Yasin eines Tages wie hundertundfünfzig Jahre aussieht. Sie hat eine junge Engländerin kennen gelernt, die nach ihrer Tochter mit Progerie wieder ein Baby erwartet. Ganz schön mutig, findet Meral Sancar. Eine ältere Dame aus Deutschland hat ihr Kind vor fast vierzig Jahren verloren. Da kannte kaum jemand Progerie, noch weniger Menschen als heutzutage. Ihre Tochter starb sehr früh an einer Lungenentzündung. Ihr blieb viel erspart, sagt sie.

Am nächsten Tag höre ich eine Geschichte von Mégane, die mir unter die Haut geht. Mégane ist mit ihrer Mutter aus Frankreich angereist. Als ihr Vater von der Krankheit hörte, reagierte er völlig verständnislos. So ein Kind will ich nicht!, soll er geschrien haben. Ein Mädchen, das keine Haare hat und klein bleibt wie ein Zwerg. Nein, nein, nein! Als Mégane älter wurde, schämte er sich sogar für sie, verbat ihr, das Haus zu verlassen. Keiner sollte sehen, wie vergreist seine junge Tochter war. Irgendwann nahm er sie zur Seite und verabschiedete sich von ihr. »Ich gehe jetzt«, sagte er, und Mégane fragte: »Wohin?« »Ich gehe für immer«, sagte ihr Vater, und nur ein paar Stunden später hängte er sich auf. Noch heute fühlt sich Mégane, die damals fünf Jahre alt war, schuldig am Tod ihres Vaters. Ich hasse ihn bis heute dafür, sagt mir die Mutter, mein Mann war nicht stark. Nicht so stark wie ich. Wie so viele andere Väter auch, die nicht zum Treffen gekommen sind.

Die Kinder proben ein Theaterstück, ich schaue ihnen dabei zu. Sie üben ein Märchen ein, in dem Könige, Prinzessinnen, Sterne und ein schweres Gewitter vorkommen. Und Kinder, die in den Himmel fliegen und sich am guten Ende alle wieder treffen. Einige tragen glitzernde Rüschen und raschelnde Baströckchen um die Hüften und ihre dünnen Stelzen sind in knittrigem Goldpapier verpackt. Sie sehen so ver-

dammt glücklich aus. Eine jungdynamische Fernsehredakteurin läuft ihnen ständig aufgeregt hinterher. Ihr Beleuchter schleppt einen riesigen Scheinwerfer mit sich herum und strahlt die Kinder so stark mit seinem Licht an, dass sie bei ihrem Spiel geblendet werden. Verschreckt schließen sie ihre wimpernlosen Augen. Die Redakteurin merkt es nicht, geht wichtig herum und denkt nur an ihre schönen Bilder. An schöne Bilder von alten Kindern. »Oooooh, ist der noch klein«, ruft sie, als sie Yasin schlafend im Kinderwagen entdeckt. »Wie gehen Sie eigentlich mit der Krankheit um?«, fragt sie Meral Sancar, schroff, unvermittelt, ohne sich ihr vorzustellen. Meral Sancar dreht sich wortlos ab und weint. Die Kamera hält die Szene fest. Sendetermin am nächsten Montag um halb acht.

Ein Arzt aus Holland erzählt den Eltern etwas von Zellkernen, Eiweißen und den dreißigtausend Genen, die jeder Mensch hat. Er berichtet von Versuchen mit Mäusen an der Universität von Rotterdam. Einige bekamen neues Erbmaterial eingespritzt und wurden so schnell alt, dass sie nach zehn Tagen starben, berichtet er begeistert. Die einfachste Erklärung der Progerie ist, sagt er, dass ein Gen nicht mehr richtig arbeitet. Er spricht auf Deutsch oder das, was er dafür hält, und die Eltern versuchen es sich gegenseitig auf Türkisch, Englisch und Französisch zu übersetzen. Eine Mutter stöhnt. Wie soll ich was auf Türkisch übersetzen, fragt sie, wenn ich es nicht einmal auf Deutsch verstehe?

Dann redet Thomas Brune, der zusammen mit Thorsten Marquardt zum Treffen gekommen ist. Er erzählt, wie er die Krankheit bei Yasin entdeckte. Von der harten Haut, den Veränderungen am Schlüsselbein und den Fingerendgliedern. Die anderen Mütter nicken, sie kennen das von ihren eigenen Diagnosen. Wir Ärzte fühlen uns oft allein gelassen, sagt Thomas Brune. Wir brauchen Ihre Hilfe, denn Sie wissen viel mehr von der Krankheit als wir. Jeder Kollege hat eine andere Meinung über Progerie, wenn er diese Krankheit überhaupt kennt, und einer soll sogar gesagt haben: »Ich glaube, da gibt man am besten Aspirin.« Eine Mutter neben mir fragt: Es sind so wenige Kinder. Warum kann man nicht ihre Blutproben miteinander vergleichen? Weil jeder nur für sich selbst forscht, sagt Thomas Brune. Wie oft hat er schon Erbmaterial nach Amerika geschickt und nicht einmal eine Antwort bekommen von einem gewissen Mister Brown. Die meisten kennen den Namen. Die meisten haben auch schon schlechte Erfahrungen mit ihm gemacht. Das ist ein wahnsinnig arroganter Kerl, sagt Sarahs Mutter, die aus Innsbruck kommt, er nimmt nur und gibt nichts. Und um die Kinder kümmert er sich überhaupt nicht. Die sind ihm völlig egal. Er hat sie nicht einmal angeschaut. Zum Schluss seines kleinen Vortrages bittet Thomas Brune um mehr Zusammenarbeit untereinander. Demnächst will er mit Thorsten Marquardt einen Fragebogen erstellen, Daten austauschen und ein neues Informationsnetz knüpfen. Wir brauchen Ihre Hilfe, sagt er. Erst wenn man die Ursachen von Progerie kennt, kann man sie auch bekämpfen.

Sein Kollege Marquardt wird sehr anschaulich. Wir alle haben ein dickes Buch in uns, sagt er, und wenn man erbkrank wird, ist irgendwo ein Druckfehler. Wenn man weiß, wo der Fehler ist, versteht man auch die Krankheit. Er muss es wissen. Zusammen mit seinem Freund Thomas Brune hat er, wie ich schon länger wusste, eine sehr seltene Störung des Stoffwechsels entdeckt. Drei Kinder hatten sie nur, die von ihnen behandelten Kinder, die so schwach waren, dass sie im Rollstuhl sitzen mussten. Aber die beiden Ärzte fanden die Gründe heraus und können sie seitdem erfolgreich behan-

deln. Die Kinder müssen nun jeden Tag in großer Anzahl Tabletten nehmen, in denen Fucose ist. Das ist ein bestimmter Zucker, der ihnen fehlte. Aber bei der Progerie, sagt er, scheint alles viel komplizierter zu sein, wir brauchen vor allen Dingen mehr Erkenntnisse. Ich sehe die Enttäuschung in den Gesichtern. Er geht an eine Tafel und zeichnet ein kleines Männchen in die Konturen einer Zelle. Das Männchen steht vor einer Art Fließband und hat einen Schraubenschlüssel in der Hand. Das ist ein Arbeiter in einer Fabrik, sagt der Arzt, er ist zwar sehr fleißig, aber er montiert falsch. Wenn wir wissen, was er falsch macht, können wir ihn auch wieder richtig einsetzen und die Krankheit bekämpfen. Die Zuhörer verstehen dieses Beispiel sehr gut. Ich habe das Gefühl, das ist genau die Sprache, die sie mögen.

Danach gibt es noch einen kleinen Vortrag. Es ist heiß und stickig im Raum, die Augustsonne scheint unbarmherzig herein, und die großen Fenster lassen sich nicht verdunkeln. Das Wasser in den Plastikbechern ist lauwarm. Eigentlich will keiner mehr was hören, auch mein Kopf platzt fast, aber ein kroatischer Arzt versucht es trotzdem. Er ist die ganze Woche mit einem Laptop herumgelaufen und hat die Eltern sehr viel persönliche Dinge gefragt. Nicht alle haben ihm geantwortet. Einige waren auch verärgert. Kein Wunder bei den Fragen, die er stellte: »Wie oft haben Sie in der Schwangerschaft mit Ihrem Mann geschlafen?« Oder: »Hatten Sie vorher schon einmal eine Fehlgeburt?« Seine Erkenntnisse sind sehr skurril und mit nichts zu beweisen. Er trägt sie trotzdem mit unbewegter Miene vor und die Stimmung wird zunehmend gereizter. Kinder mit fehlendem Ohrläppchen sterben früher, sagt er, und Kinder mit langer Nase leben länger. Blödsinn!, ruft eine Frau. Sie ist sehr aufgebracht. Ihr Sohn Joscha ist im Januar 2001 gestorben, sagt sie, er wäre fast vierzehn geworden, bei seinem Tod wog er fünfzehn Kilo und war einhundertundzwölf Zentimeter groß. Plötzlich bekam er keine Luft mehr, der Arzt sprach von einer Lungenembolie. Wissen Sie, warum Progerie-Kinder eine lange Nase haben?, fragt sie mit galliger Stimme. Ihnen fehlt das Unterhautfettgewebe, da kommt doch jeder Knochen spitzer heraus. Der Arzt macht ungerührt weiter. Doziert über nicht geschlossene Fontanellen, ausgefallene Milchzähne und gelbe, krumme Fingernägel. Ich notiere mir: Wenn man ihn so reden hört, könnte man glauben, er spräche über eine seltene Tierart.

Alles Quatsch, raunt eine ältere Engländerin, that's very funny. Sie heißt Doreen, hat struppige silberne Haare und zieht sehr oft ein gerahmtes Bild ihres verstorbenen Sohnes aus ihrer Handtasche. Er wurde zweiundzwanzig Jahre. Ein biblisches Alter für einen Jungen mit Progerie. Nie hat es ein älteres Kind gegeben, sagt sie fast stolz, als sie auch mir das Bild zeigt. Doreen hatte ihn von einer Mutter adoptiert, die schon zwölf Kinder hatte. Als die Krankheit bei ihm entdeckt wurde, ließ sie nichts unversucht, um dagegen anzugehen. Machte teure Frischzellenkuren in Mexiko, reiste durch Amerika auf der Suche nach Medikamenten, die keine Kasse zahlte. Sie hatte, wie viele andere Eltern auch, auf die Naturheilkunde geschworen. Auf Bachblüten, Fettsalben gegen Hautschuppen und Tabletten, die das Blut flüssiger machen sollen. Wenn sie wieder was gefunden hatte, spritzte sie es ihrem Sohn selbst, denn die meisten Ärzte weigerten sich, ihn mit Mitteln der alternativen Medizin zu behandeln, deren Wirkung sie nicht kannten. Später hörte ich, frisch abgezapftes Kälberblut soll auch dabei gewesen sein.

Der kroatische Arzt hat mittlerweile aufgegeben. Er zieht sich beleidigt zurück, als er das große Wissen und die große

Skepsis seiner Zuhörer spürt. Denen kann man nichts vormachen, denke ich, sie haben schon viel zu viel erlebt. Genauso wie Doreen. Sie arbeitet für die »Sunshine Foundation«, eine große, internationale Organisation, die sich um Kinder mit Progerie in aller Welt kümmert. Zur Zeit gibt es aber einige Schwierigkeiten mit der europäischen Vereinigung »Progeria Family Circle«, dem Ausrichter des Treffens in Satzvey. Der Leiter aus den USA war gegen ein eigene Zusammenkunft in Europa. Ich kann es nicht glauben, sage ich zu Doreen, Eitelkeiten im Kampf gegen eine Krankheit, die so grausam ist, dass sie eigentlich alle vereinen sollte. Manchmal kann man das eben nicht verhindern, sagt Doreen, aber gut findet sie das nicht. Sie weiß alles, sie kennt alles, kein Arzt kann ihr mehr irgendwas erzählen. Sie hat den Röntgenblick. Manchmal gibt es bei der Progerie auch Verwechslungen mit ähnlichen Krankheiten, sagt sie mir beim Abendessen. Bei Yasin äußert sie auch ihre Bedenken. Irgendwie stimmt da was nicht, meint sie. Meral Sancar hört diese Äußerung nicht. Sie kann kein Englisch und keiner übersetzt ihr die schwache Hoffnung der alten, schrulligen Doreen. Ich bin sehr froh darüber.

Meral Sancar fährt einen Tag früher nach Hause. Sie hatte sich nie so richtig wohl gefühlt, obwohl sich alle so sehr um sie gekümmert haben. Sie sieht schlecht aus, ist blass und in sich gekehrt. Sie will das Theaterstück der Kinder nicht mehr sehen, auch nicht die Ritterspiele auf der Burg, zu denen die nette, großzügige Gräfin alle eingeladen hat. Nur noch weg, sagt sie mir. Ich fahre sie nach Hause. Ihr Mann hat in der ganzen Zeit nicht einmal angerufen.

16. September 2002

Im »Spiegel« erscheint eine Geschichte über Progerie. Über das Treffen in der Eifel. Yasin ist dort auf einem Bild zu sehen, außerdem werden einige sehr persönliche Dinge von Meral Sancar ausgebreitet. Anfangs ist sie sehr ungehalten. Von mir haben die das nicht!, ruft sie. Sie hat dem Reporter zwar von ihren Schuldkomplexen erzählt, weil sie Yasin eigentlich abtreiben wollte. Aber dass sie den Bruder ihres Mannes geheiratet hat, das hat sie ihm ganz sicher nicht gesagt. Sie ruft beim »Spiegel« an. Woher wissen Sie das mit meinem Mann?, fragt sie. Keine Ahnung, sagt der Autor, ich habe so viele Gespräche geführt, irgendjemand wird es mir erzählt haben. Meral Sancar ist sich weiterhin sicher, dass sie es nicht gewesen war. Sie hatte abends mit dem Journalisten zusammen gesessen, als ich woanders Gespräche führte. Er hörte ihr geduldig zu, denn Meral Sancar ist – das weiß ich ja aus eigener Erfahrung – einfach immer nur froh, wenn man ihr zuhört. Mein Mann macht es ja nie, sagt sie, da kommt ihr selbst ein Reporter gerade recht. Wenn mein Kind stirbt, hatte sie ihm nach dem zweiten Glas Rotwein gesagt, wenn mein Kind stirbt, bitte ich Gott, mich auch mitzunehmen. Wenigstens das hat sie ihm so gesagt, gibt sie mir zu.

Was ist normal?

Jetzt wussten wir, was es heißt, durch die Kindheit zu hetzen, wir hatten eine Woche lang den lebenden Beweis dafür gesehen, aber an dem Ablauf meiner Besuche änderte das gar nichts. Natürlich waren die Bilder nun schärfer geworden und ließen uns noch schlechter schlafen, natürlich sprachen wir anschließend darüber, wie wir uns fühlten, als wir bei einigen Kindern dem Tod in die Augen blickten. Doch es entwickelte sich zwischen uns kein so tiefes Gespräch mehr, wie wir es noch vor einigen Wochen über das Ende unseres Daseins führten. Wir nahmen uns das Recht zu verdrängen, wir mussten verdrängen, um wieder den Alltag um uns herum wahrzunehmen. Wie sich der kleine Yasin zurückzog und sich auch von meinen lautesten Eselslauten nicht locken ließ. Wie der Nachbar von oben gegen die Decke klopfte. Wie ihr Mann immer noch nicht nach dem Treffen fragte. Wie Cennet, ja vor allem Cennet, noch häufiger Fernsehen schaute, um das Grauen aus ihrem Kopf zu verscheuchen. Immer wenn ich sie sah, glaubte ich, sie würde durch diesen großen, schwarzen Apparat hindurchschauen, weil sie vielleicht dahinter die Schatten der Kinder von Satzvey vermutet. Ich dachte nur, was muss dieses Mädchen mit seinen sechs Jahren aushalten, wie schwer musste die Krankheit ihres Bruders auf ihr lasten, doch so oft ich sie darauf ansprach, blickte sie mich traurig an und schwieg.

Ein halbes Jahr war seit der Diagnose vergangen, aber Meral Sancar kam diese Zeit wie eine Ewigkeit vor. Manchmal wirkte sie auf mich wie ein schaukelndes Schiff, das durch kalte Wellen schwappte und niemals die schönen, warmen Plätze am Horizont erreichte. Sie schien zwischen ihren aufbrausenden Gefühlen hin- und hergerissen zu sein, und keiner war da, der sie auch nur einen Meter weiterbrachte. Sie saß neben mir, nahm Yasin zärtlich an die Brust, redete über alles, nur nicht über die Kinder des Treffens, und ich schrieb auf und versuchte, beim Bild des schwankenden Schiffes zu bleiben. Sie fühlte sich leer, müde und speiübel, sie hing über der Reling, auf der Suche nach dem rettenden Anker oder einem Fels in der tosenden Brandung, an dem sie irgendwie Halt finden könnte.

Meral Sancar hatte, da war ich mir sicher, die Orientierung verloren, und auch das Klammern an ihre festen Werte half ihr nicht dabei, wieder festen Boden unter die Füße zu bekommen. Sie geriet immer mehr ins Schwimmen und strampelte sich ab, um nicht jämmerlich zu ertrinken, gerade sie, die einst vor Kraft und Lebensfreude nur so gestrotzt und schon drei Kinder großgezogen hatte. Aber das nützte alles nichts, sie fing wieder von vorne an, sie glaubte, eine junge Mutter zu sein, die zum zweiten Mal lernen musste, was es heißt, die Ängste um ihr Kind zu besiegen. Doch wer zum Teufel, dachte ich, sollte ihr die wohl nehmen?

Wie gesagt, sie schwankte schon sehr in diesen Tagen, denn alle Ängste, die sie von früher kannte, kamen jetzt tausendfach hervor. Sie hatte eine tiefe, klaffende Wunde, seit sie beim Treffen mit den Kindern war, und ständig kam irgendein Idiot, der nichts wusste von ihrer sterbenden Hoffnung und legte seinen Finger darauf, so tollpatschig und fest, dass sie aufschrie in ihrer Furcht, das Leben nicht mehr aushalten zu können. Auch schwankte sie zwischen der Freude darüber, dass die Krankheit so früh entdeckt worden war und deshalb eines Tages vielleicht doch geheilt werden könnte, und der Verzweiflung, dass man sie mit solch gut gemeinten Mutmaßungen doch nur hinhalten und verhindern wollte, dass sie für immer ins Meer der Tränen abtreiben würde. Ich weiß, ich muss damit beginnen, sagte sie mir, Dinge anders zu sehen, und mein Glück in den stillen Kleinigkeiten suchen. Mich über Yasins erste Gehversuche freuen, Freude zeigen über seine ersten Worte und seine ersten Zähne. Nicht so beiläufig und selbstverständlich, wie sie es bei ihren anderen Kindern sah, sondern bewusst in kleinen Portionen, die sie trotz ihrer Beklemmungen verdauen konnte. Am liebsten hätte sie sämtliche Verpflichtungen in der nächsten Zeit gestrichen, jeden lähmenden Rhythmus, dieses zeitliche Muss zu funktionieren und alle anderen aufgesetzten Wichtigkeiten. Aber mach das mal, sagte sie und betrachtete mich dabei seit langem wieder wie einen Fremden, der in ihr Leben eindringen wollte, mach das mal bei einer Familie, in der dich dein Mann mit deinen Entscheidungen alleine lässt, sich dein Ältester nachts stundenlang herumtreibt und du nicht weißt, wie du im nächsten Monat das Geld für die Miete zusammenkriegen sollst. Wie sollte sie sich da auf Krankheit besinnen, sich auf ihre Schwächen einlassen und irgendwann wieder die versteckten Stärken entdecken, die jede Trauer schließlich auch hochspülen kann?

Bleib stark, Meral, sagte sie sich, geh aufrecht und glaube an Gott, auch wenn es dir noch so schwer fällt, zwinge dich, an schöne Dinge zu denken, auch wenn sich Yasin gerade schreiend über deiner Brust erbricht. Mach deine Augen zu, wenn alles um dich herum laut und stickig wird und träum dich in ein sanftes Vergessen, wenn du kannst. Sei tapfer, wenn dich die Sorgen überrollen und du so erschöpft bist, dass du manchmal gerne tot sein würdest, um dich endlich einmal auszuruhen. Aber so sehr sie sich auch ein bisschen Hoffnung einreden wollte, sie konnte es nicht, gestand sie mir, sie konnte nicht trauern, nicht lachen, nicht schreien, nicht schweigen, und oft wusste sie nicht, wie sie die Strapazen ihrer vielen Ängste aushalten sollte. Wie sie sich frische Luft verschaffen sollte in der Enge ihrer Gefühle, wie sie auftauchen konnte aus der dunklen Tiefe ihrer Depression. Denn je mehr sie sich bemühte, ihren kleinen Sohn ohne Kummer zu lieben und ihn als ein ganz normales Kind zu betrachten, desto häufiger verkrampfte sie sich in dem Versuch, ihre Furcht verdrängen zu wollen. Es gibt Menschen, dachte ich, die wären an ihrer Stelle in eine Klinik gegangen, um die Nerven zu besänftigen und die Seele zu flicken, doch Meral Sancar musste selbst sehen, wie sie zurechtkam. Ich habe keinen, der mir hilft, sagte sie, ich habe keinen, der mir Mut zum Leben macht. Aber wenn sie Yasin wieder in den Armen hielt, wusste sie, du musst jetzt funktionieren und darfst nicht schlapp machen in deinem ganzen Elend.

Dabei glaubten viele, dass es ihr eigentlich gut ging. Rein äußerlich, jedenfalls. Sie hatte sich ein neues Auto zugelegt, das sie mit ihrem Mann in sechzig Monatsraten abstottern musste, und bald würde sie auch eine neue Küche bekommen, natürlich wieder auf Raten und der Pflicht, das Geld dafür alle vier Wochen aufzubringen. Ich will die Küche, sagte sie mir, ich brauche sie, um meinen Kindern ein gutes Essen zu machen, meine Schulden sind mir egal. Ich will mir auch mal was leisten können. Ich will nicht immer nur sparen, obwohl sie es hätte tun müssen, bei ihren vielen Miesen auf dem Konto. Doch wenn man ein krankes Kind hatte, wenn man ein Kind hatte, das vermutlich nicht sehr lange leben durfte, gab es oft Momente, in denen das Materielle nicht so wichtig war und man gleichgültiger wurde gegenüber drückenden Finanzen. Das Leben ist zu kurz, sagte sie, um irgendetwas aufzuschieben. Das wusste sie spätestens, seit sie ein Kind hatte, das täglich eine Woche älter aussah.

16. Oktober 2002

Yasin hat seit Tagen eine schwere Lungenentzündung. Ständig schreit er, weil er kaum mehr Luft bekommt und das Fieber auf über vierzig Grad ansteigt. Wenn es nicht besser wird, will sie zu Thorsten Marquardt nach Münster fahren, um die Lunge zu röntgen, erzählt Meral Sancar mir weinend am Telefon. Ich habe seit Tagen nicht geschlafen, sagt sie, und außerdem hatte sie wieder viel Streit mit ihrem Mann, erfahre ich. Wie schön wäre es, wenn sie so eine harte Zeit zusammenschweißen würde, stattdessen ist das Gegenteil der Fall. Ich will dich nicht mehr sehen!, hat Meral Sancar ihn angebrüllt, hau doch ab, ich kann ja nicht gehen mit meinen vier Kindern. Er sagt dann nichts und sitzt meistens nur herum. Ich fürchte mich immer davor, wenn es ruhig wird am Abend, sagt sie mir, dann steigt die Angst hoch, dann kann ich nicht atmen. Dann wird mir alles zu viel. Sie kann mit keinem reden, nicht mit ihrer Schwester, nicht mit ihrer Mutter, nicht mit ihrem Mann. Sie schweigt ihre Furcht in sich hinein.

6. November 2002

Yasin schwitzt und schwitzt und schwitzt. Außerdem muss er sich immer noch oft übergeben. Ich muss oft daran denken, sagt sie mir, als er noch so gut gegessen hatte. Wie soll er so schwerer werden? Er wiegt jetzt mit seinen achtzehn Monaten siebentausendachthundertundsiebzig Gramm, in den letzten drei Monaten hat er nur sechshundert Gramm zugenommen. Die Ärzte rätseln herum und wissen nicht weiter.

Deshalb soll Yasin in einer Frankfurter Spezialklinik untersucht werden. Dort will man unter anderem seinen Stoffwechsel überprüfen und den Kalorienverbrauch in Ruhe messen, den so genannten Grundumsatz. Außerdem will man herausfinden, wie er seine Nahrung verwertet. Deshalb hat Yasin eine Woche lang das Gleiche zu essen und zu trinken bekommen. Sein Kot wurde im Eisschrank eingefroren, Meral Sancar packt ihn in eine Dose und muss ihn zur Untersuchung mitbringen.

Am frühen Morgen fährt Meral Sancar mit ihm in einem Krankenwagen dorthin. Später berichtet sie mir alles, weil ich dieses Mal nicht mitkonnte. Kaum sind sie auf der Autobahn, fällt Yasin in einen tiefen, langen Schlaf. In Frankfurt ist er dann so aufgedreht, dass man ihn nicht mehr ruhig bekommt für die aufwändige Untersuchung. Er kriegt fünf verschiedene Medikamente zum Müdewerden, aber erst, als er an die Brust seiner Mutter darf, schlummert er ein. Dann wird er unter eine Haube gelegt, an den Seiten hängen Folien herunter. Yasin schwimmt in einer Pfütze aus Schweiß. Eine junge, freundliche Ärztin schaut ständig auf den Computerbildschirm und druckt ein paar Kurven aus. Danach geht es wieder stundenlang über voll gestopfte Straßen nach Münster, von da aus fährt Meral Sancar mit dem eigenen Auto nach Hause. Als sie abends um zehn ankommt, schläft ihr Mann schon. Wieder keiner da, der sie in die Arme nimmt! Sie weiß oft nicht mehr, wo ihr der Kopf steht, kann sich viele Dinge nicht merken. Ich bin Banane in der Birne, sagt sie. Manchmal hat sie einen sehr eigenen Humor.

5. Dezember 2002

Meral Sancar ruft mich an. Die Untersuchung in Frankfurt hat ergeben, dass Yasin in Ruhe viel mehr Kalorien ver-

braucht als ein normales Kind seines Alters. Er hat fünfhundert Kalorien verbrannt, ohne die Nahrung richtig zu verwerten. Sein Grundumsatz ist viel zu hoch, weil er mit einem starken Aufwand an körperlicher Energie lebt, die er ständig nach außen abgibt und nicht zum Sammeln seiner eigenen Kraft nutzen kann. Kraft, die er so dringend nötig hätte. Sein gesammelter Kot wurde mit dem Essen, das er in den sieben Tagen bekommen hatte, aufgetaut und mit warmem Wasser aufgeschwemmt, anschließend wurde aus dem dicken Brei eine Probe gezogen. Was kommt an Nährstoffen oben bei ihm rein und was unten wieder raus? Das ist wichtig zu wissen, wenn man Yasin endlich wieder auf ein Gewicht bringen will, das seinem Alter entspricht. Yasin soll endlich zunehmen!, ruft seine Mutter laut ins Telefon. Er braucht ein paar Kilo mehr, um seine nächsten schweren Jahre einigermaßen zu überstehen.

Außerdem erfahre ich am gleichen Tag von Thorsten Marquardt, dass Thomas Brune und er sich bald mit den Eltern treffen wollen, um den Austausch untereinander weiter zu verbessern. Die Fragebogen sind fast fertig und sollen unter den Betroffenen verteilt werden. Thorsten Marquardt bewundert die Eltern. Als er im Sommer vor ihnen den Vortrag in Bad Münstereifel hielt, gesteht er mir, hatte er vorher ein mulmiges Gefühl. Fast ein wenig Angst vor der menschlichen Hoffnungslosigkeit. Er glaubte, auf völlig traumatisierte Eltern zu treffen, hatte diese reißerischen Presseberichte im Kopf, und dann saßen dort mutige, selbstbewusste Mütter und Väter vor ihm, die ihr Schicksal in die Hand nehmen und nicht nur ihr Elend bejammern. Die vieles über Progerie wissen und die nicht aufgeben, ihren Kindern ein Leben zu bieten, das auch in der wenigen Zeit, die sie haben, prall sein kann von Freude, Mut und Zuversicht. Als Thorsten Mar-

quardt an diesem Tag in die greisen, glücklichen Gesichter blickte, wurde ihm bewusst: Das Leben dieser kranken Kinder mag kurz sein, aber es kann sich oft besser erfüllen als das Leben eines Menschen, der achtzig Jahre lang nur herumexistierte. Diese Erkenntnis ist mir wichtig, sagt er, sie muss mir wichtig sein, wenn ich mich um Yasin kümmere.

12. Dezember 2002

Ich komme auf einen kurzen Besuch vorbei. Beim Rascheln des kleinen Weihnachtsgeschenks stürzt Yasin freudig auf mich zu. Endlich klappt die Bestechung mal wieder! Er strahlt mich an und reißt mit seinen krummen Fingern das Papier auf. Eigentlich kennt er ja kein Weihnachten, aber bei kranken Kindern darf man auch bei den Moslems mal eine Ausnahme machen, sagt seine Mutter. Sie hat die kleine Wohnung gemütlich hergerichtet, alles wirkt sauber und aufgeräumt, es riecht nach Putzmitteln, aus der Küche dringt der Duft von frisch gebackenem Kuchen. Vor ein paar Tagen war Zuckerfest, das Ende der moslemischen Fastenzeit. Dann feiert man in der Moschee, speist tagelang mit Freunden und Bekannten und freut sich darüber, dass man wieder essen und trinken darf, wenn die Sonne am Himmel steht. Ich habe es dieses Mal nicht geschafft, mich daran zu halten, sagt Meral Sancar, ich war viel zu erschöpft, um auch noch auf süße, leckere Dinge zu verzichten. Sie hat dafür umso mehr gebetet. Sie konnte einfach nicht fasten, und als ihr das klar war, fühlte sie sich fast wie eine Sünderin. Lieber Gott, sagte sie, sei mir nicht böse, aber ich brauche morgens meine Tasse Kaffee.

Yasin krabbelt durchs Zimmer, zieht sich am Sofa hoch, um sich hinzustellen, und stößt einige schrille Laute aus, die nur seine Mutter versteht. Das war doch wohl kein Esel?, frage ich, brabbele mit Yasin herum, er lacht und wackelt zu seiner Mutter hinüber. Sie nimmt ihren Sohn liebevoll auf den Arm und er will gleich an ihren Busen. Er ist jetzt neunzehn Monate alt und wird trotzdem noch gestillt, aber Frau Sancar ist froh über alles, was dieser dünne Kerl zu sich nimmt. Yasin geht das Aufknöpfen der Bluse nicht schnell genug, er fasst entschlossen zu und saugt in kurzen, hastigen Zügen. Dabei blickt er frech zu mir herüber, als wollte er sagen: Siehst du, ich habe es wieder geschafft. Das Spucken hat zwar aufgehört, sagt seine Mutter, aber viel zugenommen hat er seitdem noch nicht.

Als er satt ist, schaut er verschmitzt unter der Bluse hervor. Er wirkt sehr wachsam, seine braunen Augen werden immer größer in seinem schmalen Gesicht. Er spricht mit den Augen. Sie rollen aufgeregt hin und her, manchmal starren sie vor sich hin und scheinen zu lächeln. Jetzt sehen sie die kleine Lokomotive aus Holz, die ich ihm mitgebracht habe, sie liegt vor ihm auf dem Boden. Yasin klettert vom Schoß seiner Mutter herunter, lässt sich in den Sitz fallen und will das Spielzeug greifen. Es fällt ihm schwer, weil die Glieder seiner kleinen Finger in den letzten Wochen so krumm geworden sind, dass er kaum noch etwas halten kann. Er soll viel mehr malen, hat seine Therapeutin aus der Frühfördergruppe beschlossen. Malen, sagte sie, kann auch im Alltag helfen.

Ansonsten hat Yasin sich kaum verändert, schreibe ich mir in den Block. Sein Kopf ist ein bisschen zu groß für seinen winzigen Körper. Außerdem ist die Haut rissiger und härter geworden, und seine Arme sehen aus, als seien sie aus braunem Leder. Aber nichts an ihm erinnert an diese schrecklich alten Kinder, die wir im Sommer beim Treffen auf der Burg Satzvey gesehen haben. Wir denken immer noch sehr oft daran, besonders seine Schwester Cennet. Die Bilder der greisen

Gesichter mit den langen Nasen haben sich ihr ins Gedächtnis eingebrannt und tauchen grinsend in ihren Träumen auf. Sie weiß, dass Yasin auch einmal so aussehen wird, aber richtig glauben will und kann sie es nicht. Aber zumindest redet sie jetzt darüber, denke ich. Sie versteht vor allen Dingen nicht, sagt sie mir, warum gerade ihr kleiner Bruder so krank geworden ist. Eines Abends, als sie sich mit ihrer Mutter ins Bett kuschelte, sagte sie mit kindlichem Ernst: »Weißt du, Mama, Yasin hat das nur gekriegt, weil Papa so blöd zu dir war, als du schwanger gewesen bist.« Da fing Mama an zu weinen und drückte ihre Tochter noch fester an sich.

Mehmet, der älteste Sohn der Familie, kommt von einem Eignungstest zurück, er wird bald sechzehn und will Verfahrenstechniker in einem Stahlwerk werden. Zehn Bewerber waren da, vier haben Aussicht auf eine Anstellung, dafür wurden sie den ganzen Vormittag über in Zeichnen, Rechnen und technischem Denken geprüft. Mehmet hat ein gutes Gefühl, sagt er uns, in den nächsten Tagen bekommt er Bescheid. Ich wünsche es ihm so, sagt Meral Sancar, damit wäre sie schon mal eine Sorge los. Sie schimpft zwar immer auf ihre beiden Ältesten, wenn sie sich im Teehaus herumtreiben oder auf der Straße vor dem Haus, aber eigentlich ist sie sehr stolz auf sie, weil sie weiß, dass sie sich auf sie verlassen kann. Mehmet und Ahmet würden sie bis aufs Blut verteidigen, da ist sie sich sicher, denn in ihrem Kulturkreis ist die Ehre der Mutter noch sehr viel wert. Sie helfen im Haushalt, wo sie nur können, und im quälenden Streit mit dem Nachbarn von oben drüber stellen sie sich schützend vor sie. Einmal stand der Typ, sagte sie mir, mit einem schweren Hammer im Keller vor ihnen, und Mehmet rief nur: »Los, schlagen Sie zu, wenn Sie sich trauen!« Er traute sich nicht, verdrückte sich in seine Wohnung und klopfte später wieder mit einem Stock so laut gegen die dünnen Wände, dass die Sancars es darunter kaum mehr aushalten konnten. Sie haben sich schon mehrmals ohne Erfolg bei der Wohnungsgenossenschaft beschwert. Sein Lärm ist nicht mehr auszuhalten, schrieben sie, und es kamen nur umständlich formulierte Ausreden zurück. Ich weiß nicht, ob es daran liegt, dass wir Türken sind, sagt Frau Sancar, vielleicht beschwert man sich nicht so über einen guten Deutschen. Ein schlimmer Mensch, sagt Frau Sancar, er macht uns das Leben zur Hölle. Als wäre ihr Leben nicht schon Hölle genug.

Cennet spielt mit ihrem kleinen Bruder. Sie kniet auf dem Boden und lässt ihn unter ihren Beinen hindurch mit der Lokomotive fahren. Ich bin ein Tunnel, ruft sie, und Yasin schiebt und schiebt und gluckst vor Glück. Was er auch macht, immer ist jemand bei ihm. Um ihn zu trösten, wenn er weint, ihn zum Lachen zu bringen, ihm auf die harten Wangen zu küssen. Er genießt es, Mittelpunkt zu sein, und weiß ganz genau, wie er seinen Willen kriegt. Ein kleiner Schrei der Entrüstung, ein drohendes Rollen mit den großen Augen und schon sind die Brüder oder die Schwester, manchmal auch ich, bei ihm und kümmern sich um ihn. Sie wissen, Yasin ist krank und Kranke brauchen Liebe. Mehr Liebe als irgendein anderer. Wenn Yasin schreit, sind alle da. Er kennt die Wirkung und nutzt seine Sonderstellung in der Familie aus. Auch kranke Kinder sind berechnend, vielleicht gerade weil sie krank sind. Bevor ich gehe, darf ich auch noch mal sein Tunnel sein.

In jedem unserer Gespräche fühlte ich ganz deutlich: Für diese Familie war die Zeit viel greifbarer geworden, sie wollte jeden Tag, jede Stunde, jede Minute und jede Sekunde genießen, die ihr mit Yasin blieb. Noch konnte keiner von ihnen bemerken,

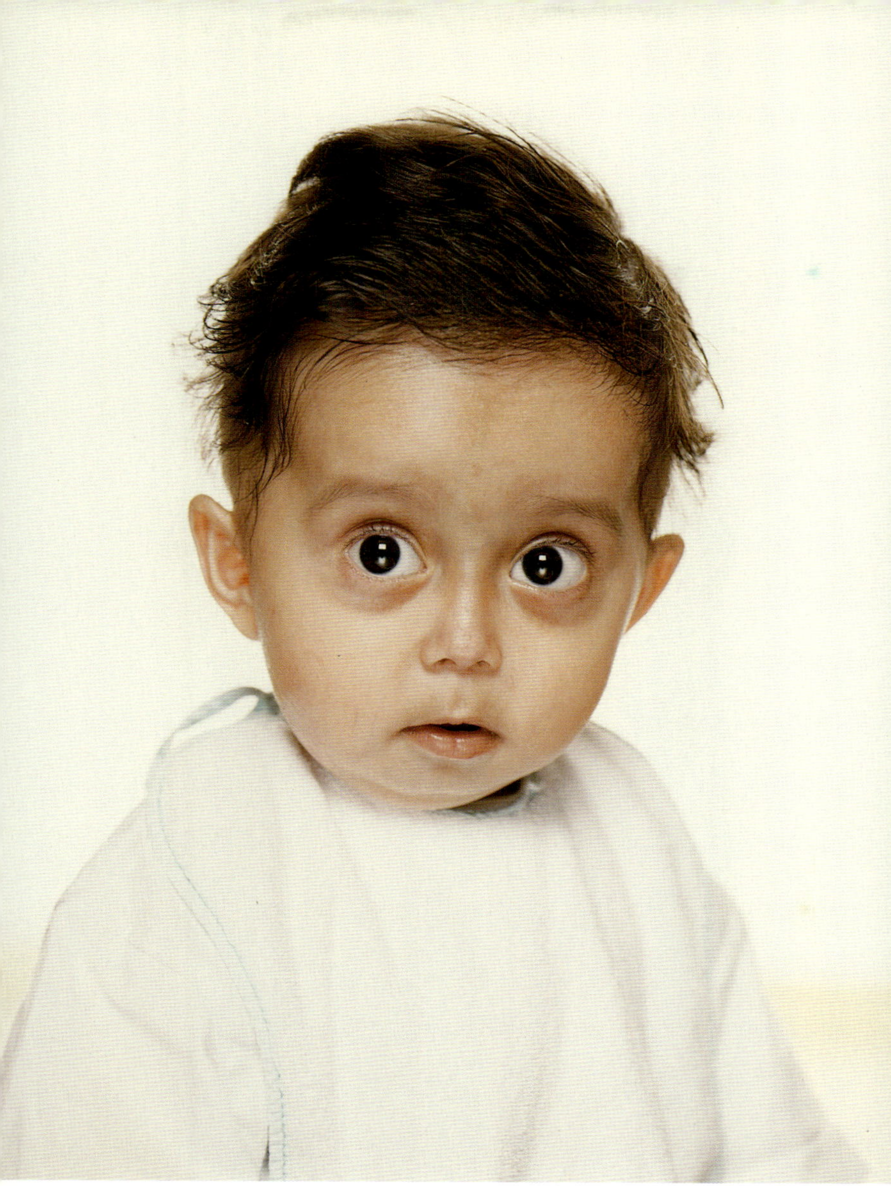

Yasin spricht mit den Augen und hat ein Gesicht, in das sich bald das Alter schleichen wird. Hinter seiner Anmut lauert die Maske eines Greises.

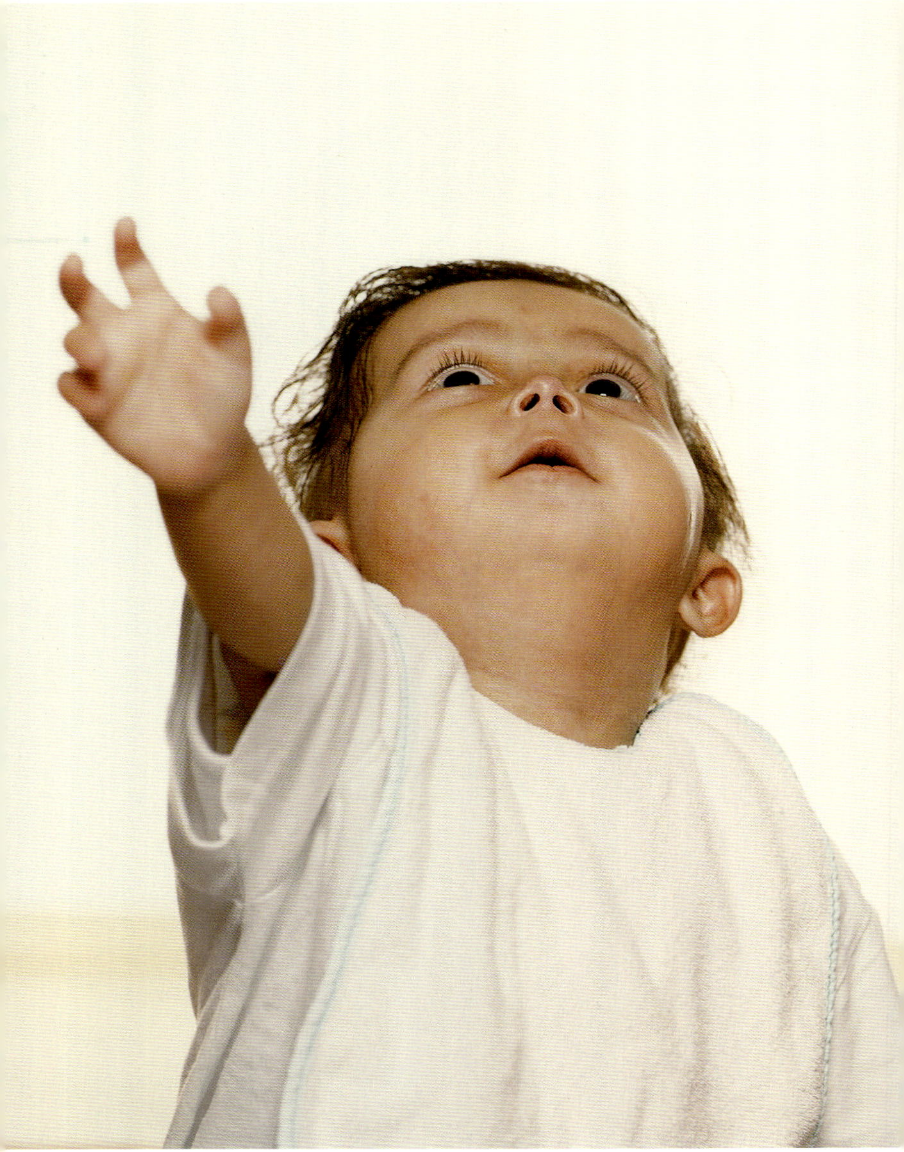

Manchmal lächelt er die Progerie einfach weg. Ihren Schrecken, ihre Unheimlichkeit. Dann scheint er zu sagen, hier bin ich, Yasin, ich will leben! Ich werde zwar durchs Dasein rasen, aber meinen Stolz kann mir keiner nehmen.

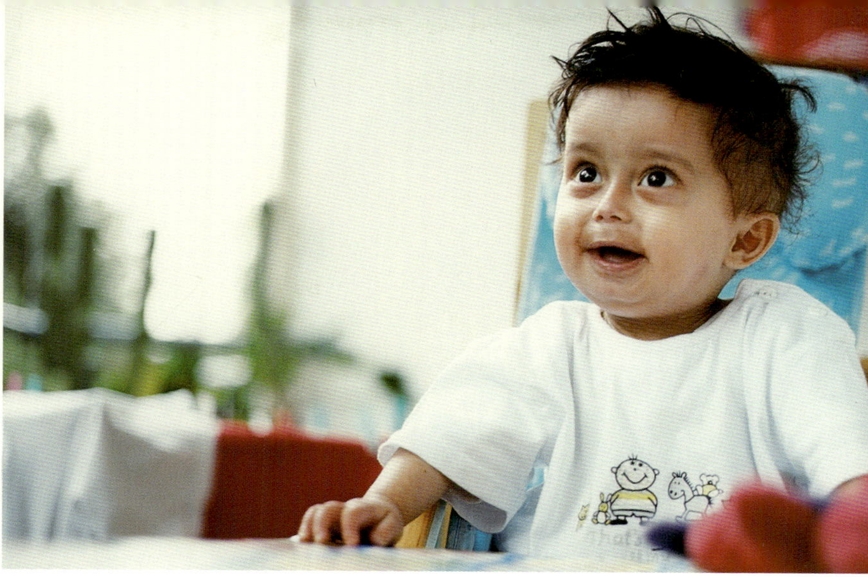

Er ist stets wach in seinem engen Reich. Ein kleiner König, der in seinem Laufstuhl thront. Er herrscht mit stummen Trotz gegen die Angst und alle, die ihn neugierig anstarren. Seht her, wie stark ich bin!

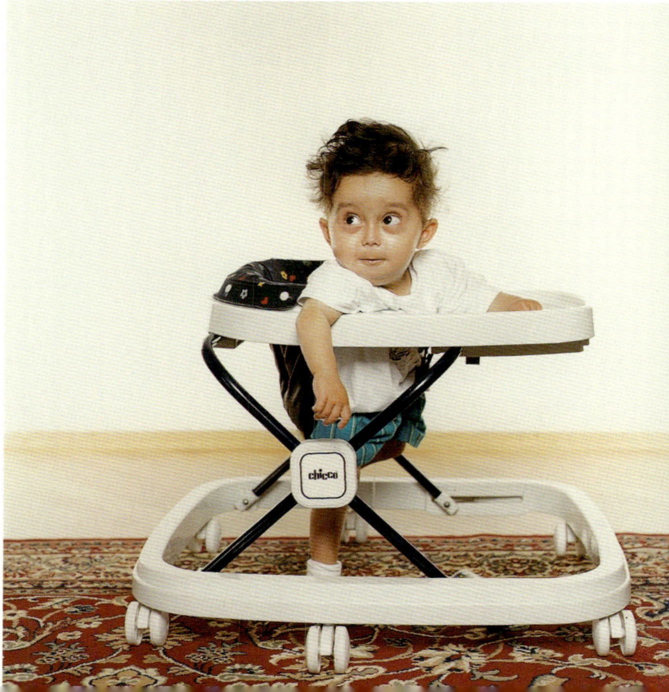

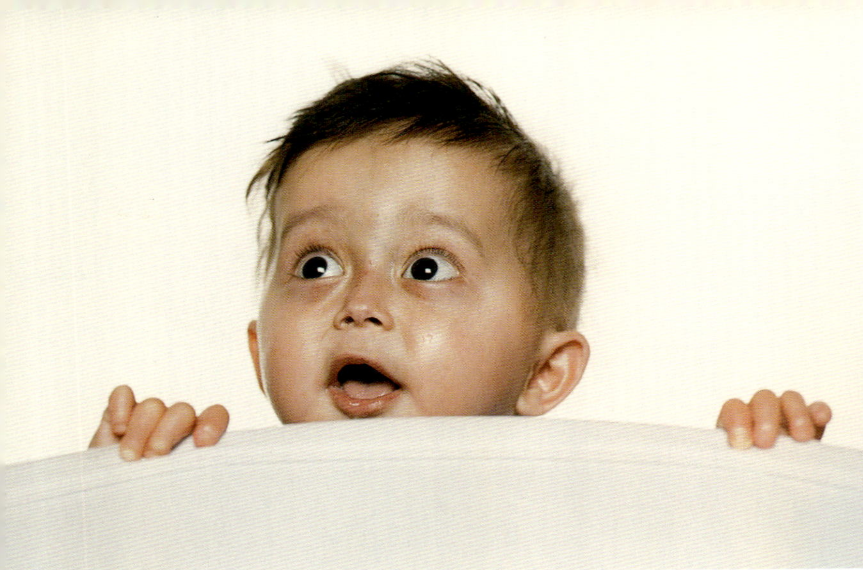

Oft baut sich Yasin hohe Mauern, hinter denen er sich verschanzen kann. Taucht er wieder auf, hilft seine Schwester Cennet ihm zurück ins Leben zu finden. Er liebt ihre Nähe und ihre Vertrautheit.

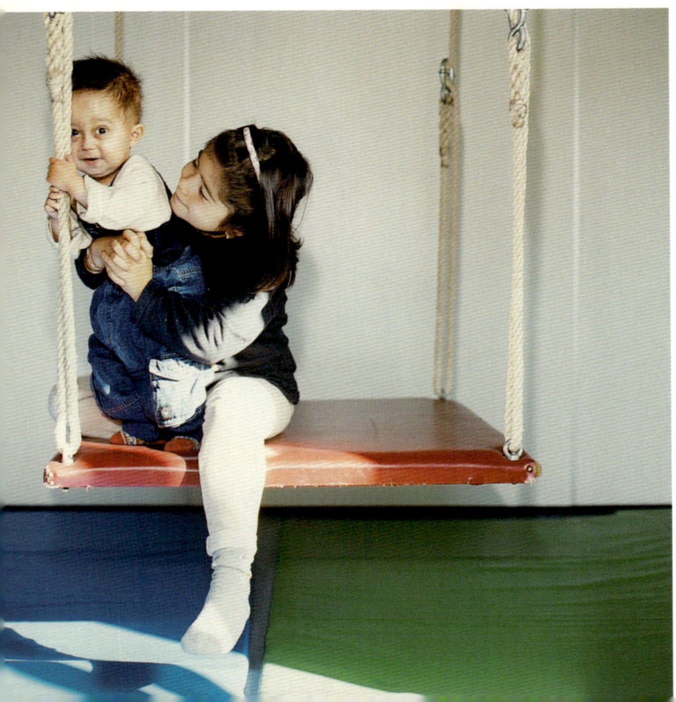

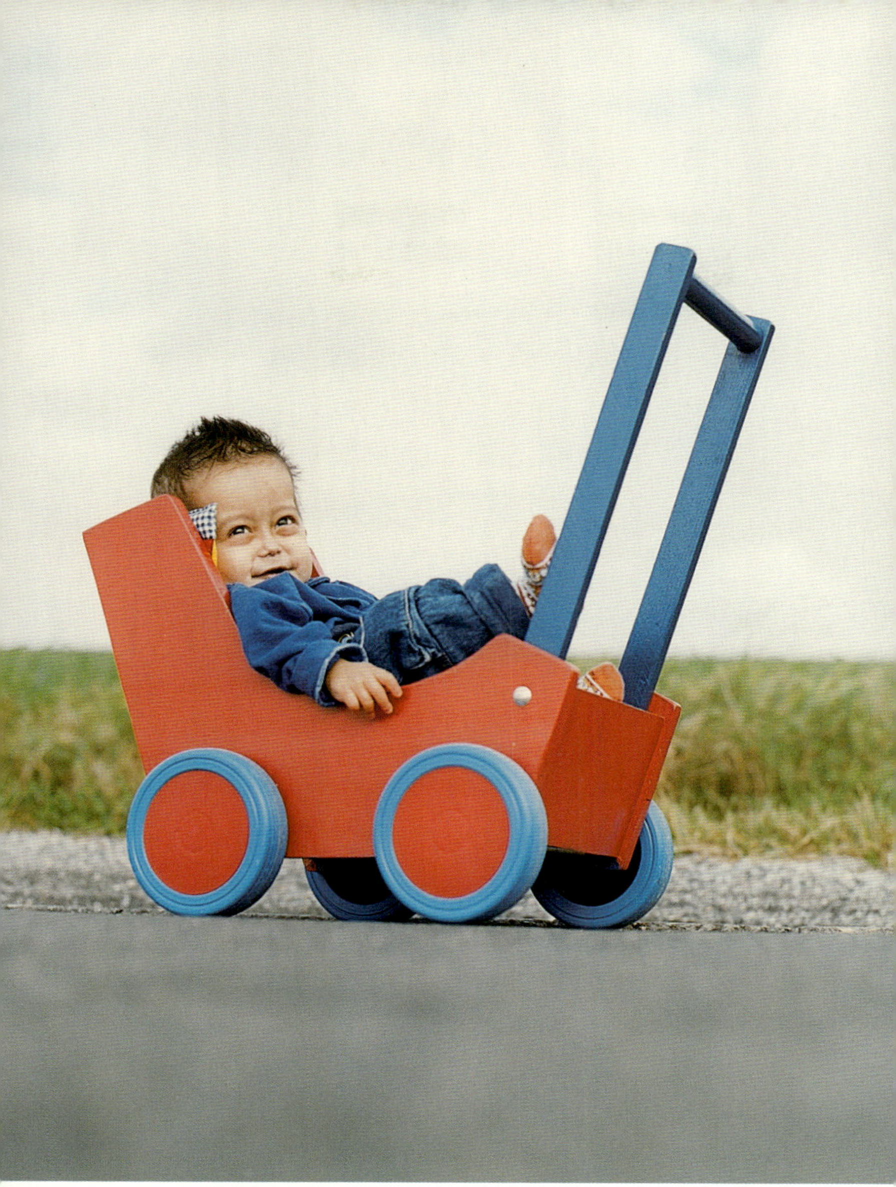

Immer will er raus! Den Atem der Natur spüren, die Blumen riechen, den Wind schmecken. Er will raus ins Helle, bevor ihn der Schatten seiner Krankheit einholt. Draußen ist sein Glück, dort kann er durchatmen.

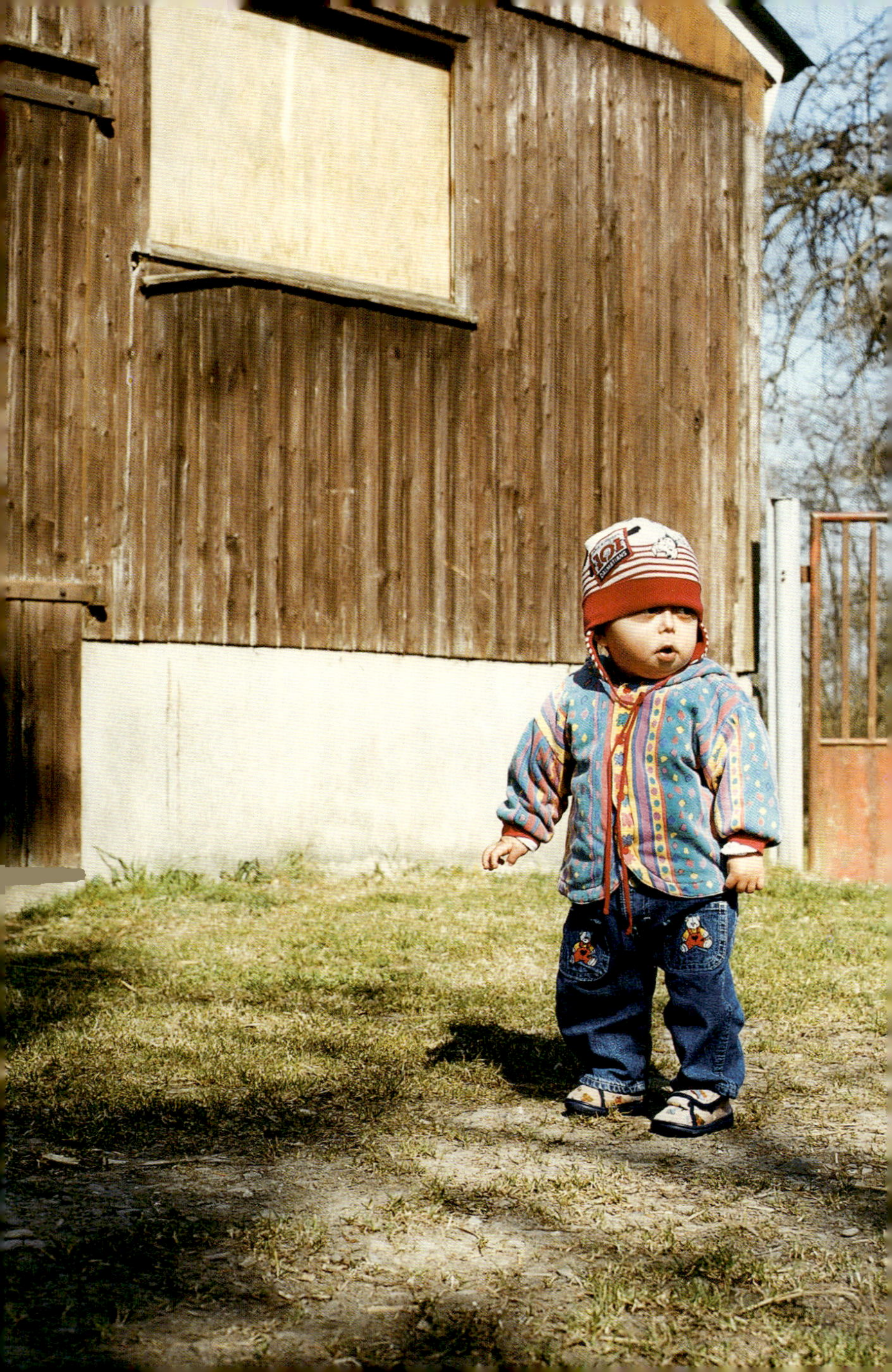
101
DALMATIANS

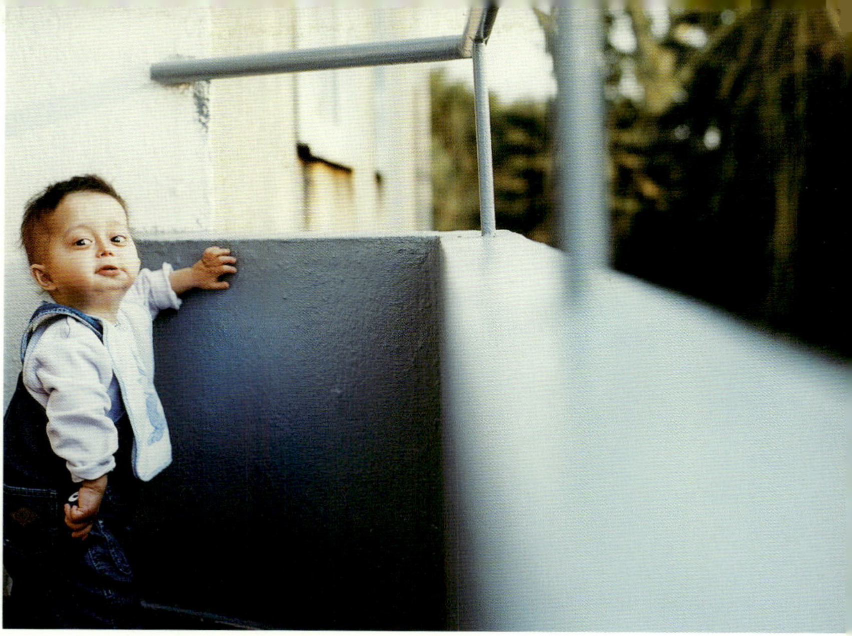

Yasin will lernen, die Dinge erfahren. Die Welt begreifen. Er macht es mit großer Vorsicht, er nähert sich ihr sanft. Er kann nicht einfach losrennen, toben, sein schmächtiger Körper erlaubt es ihm nicht. Mit drei Jahren wiegt er kaum 9 Kilo.

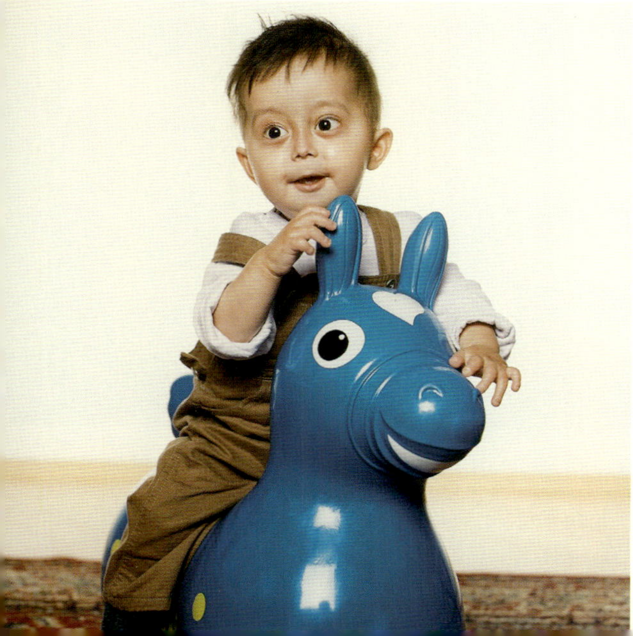

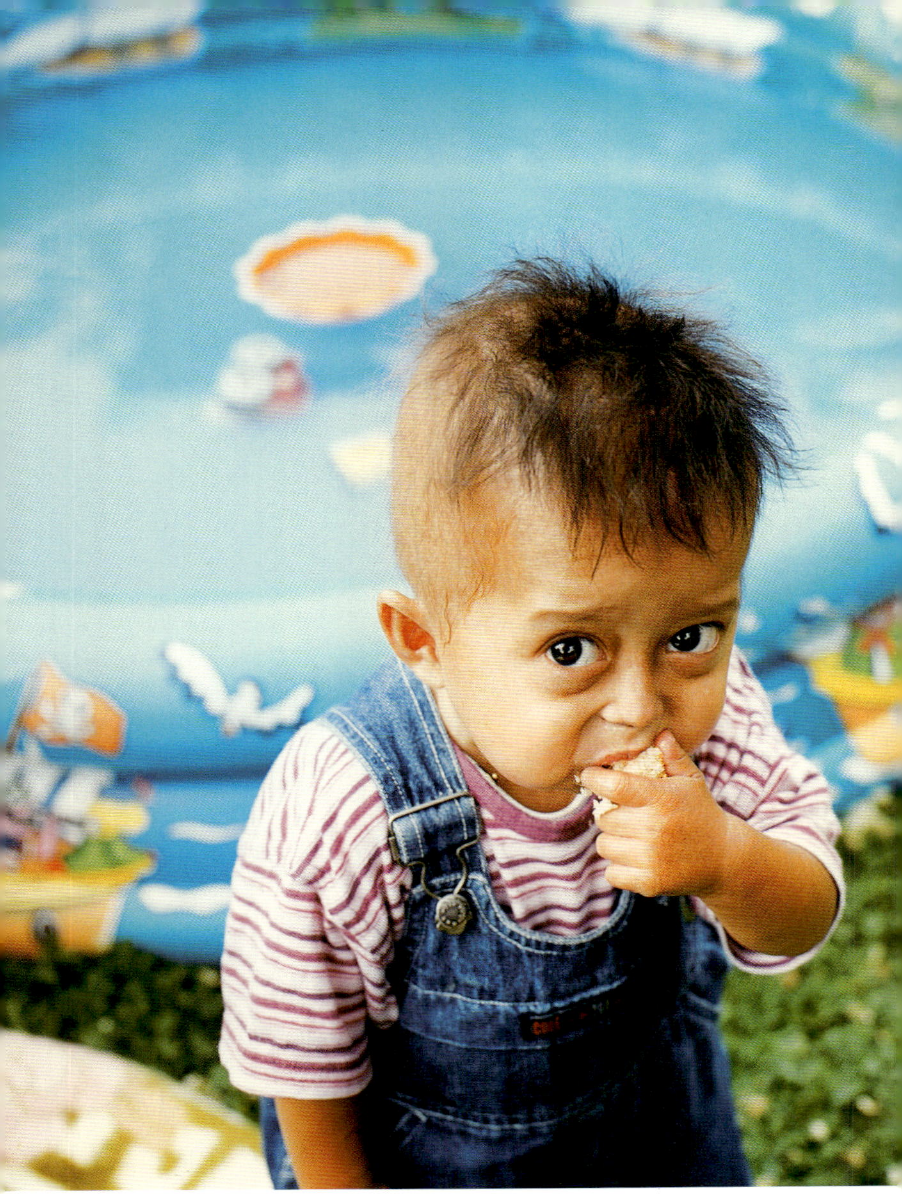

Sein Spiel ist ihm heilig, und keiner darf ihn stören. Bis hier hin und nicht weiter! Er will wissen, was er kann. Aber vieles geht nicht, wie er es möchte. Oft fällt ihm das Spielzeug aus den krummen Fingern, seine Gelenke sind steif, und beim Laufen tun ihm die Zehennägel weh.

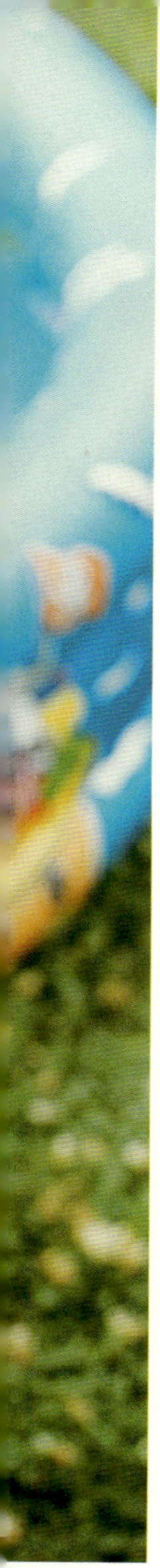

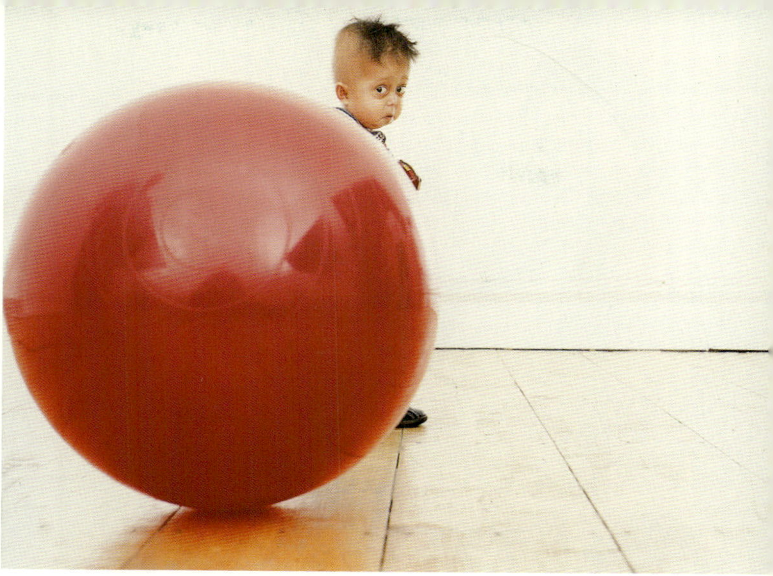

Manchmal grinst er frech oder schaut ganz streng, wenn es jemand wagt, ihn zu bedrängen. Yasins Wille wächst schneller als er selbst.

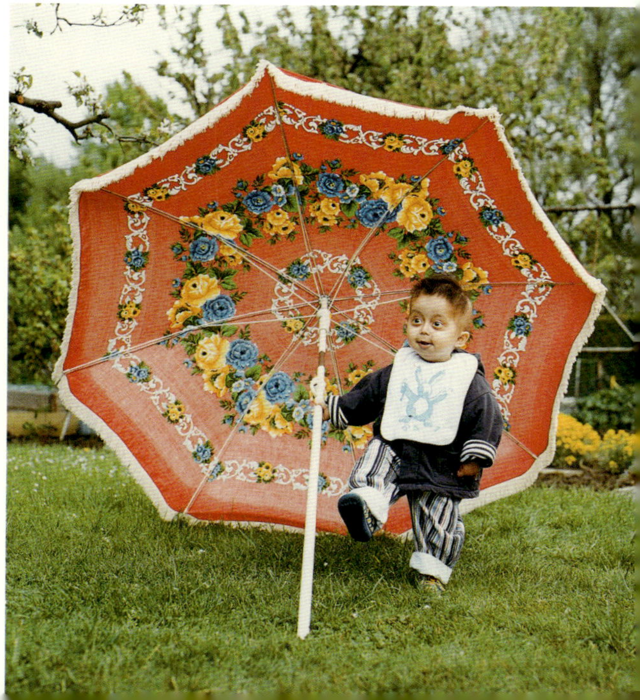

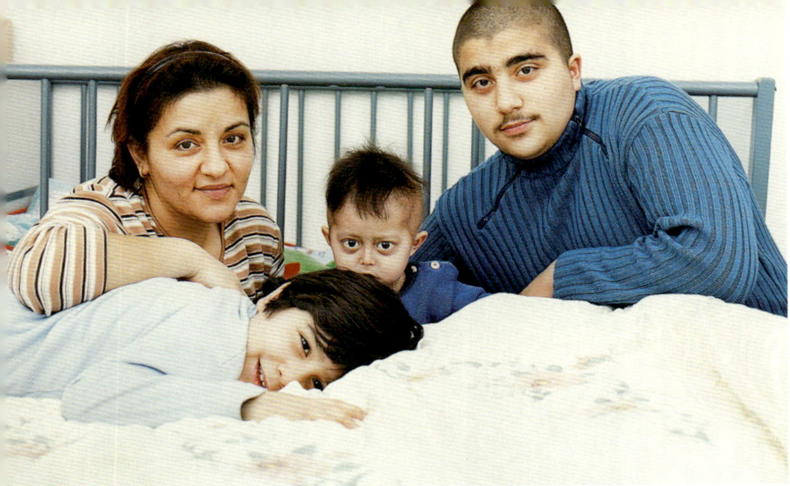

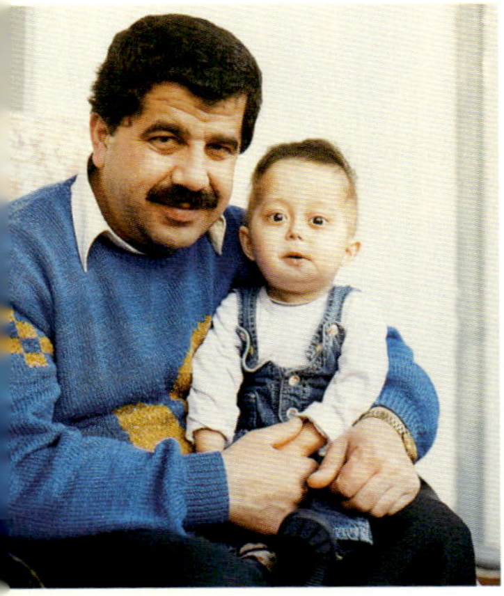

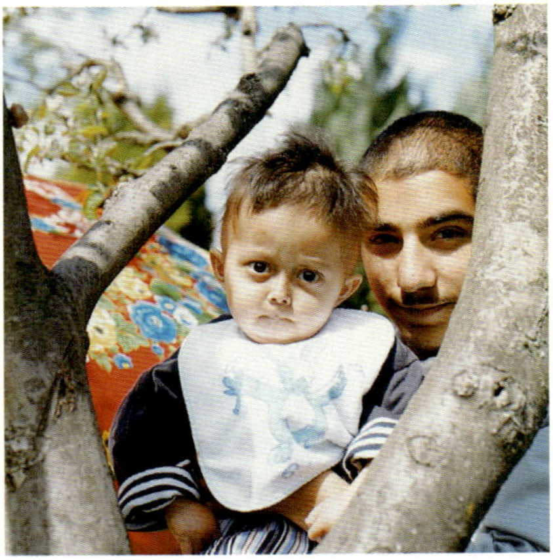

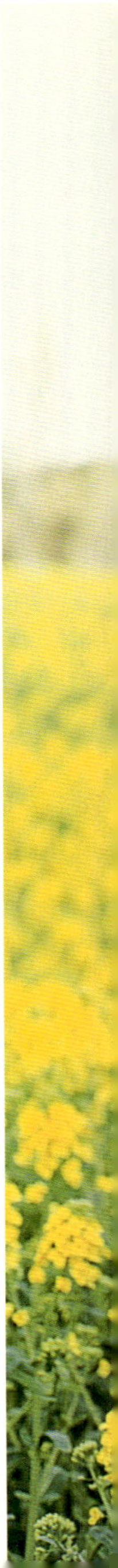

Nichts ist Yasin wichtiger als seine Familie. Sie gibt ihm Halt, sie schützt ihn mit ihrer Würde, ihrer Ehre, ihrer türkischen Seele. Mutter Meral, Vater Ali, Cennet, Mehmet und Ahmet.

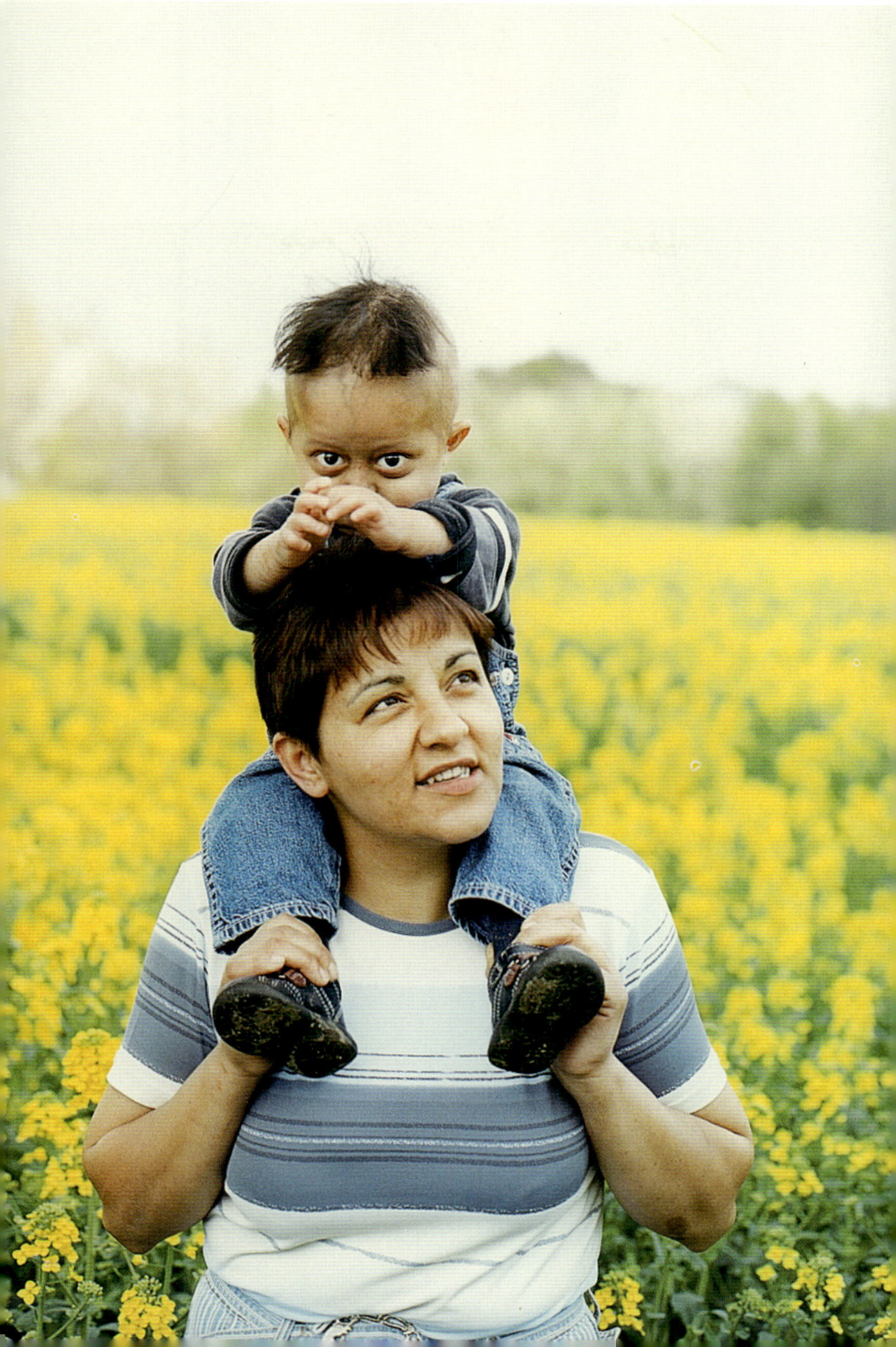

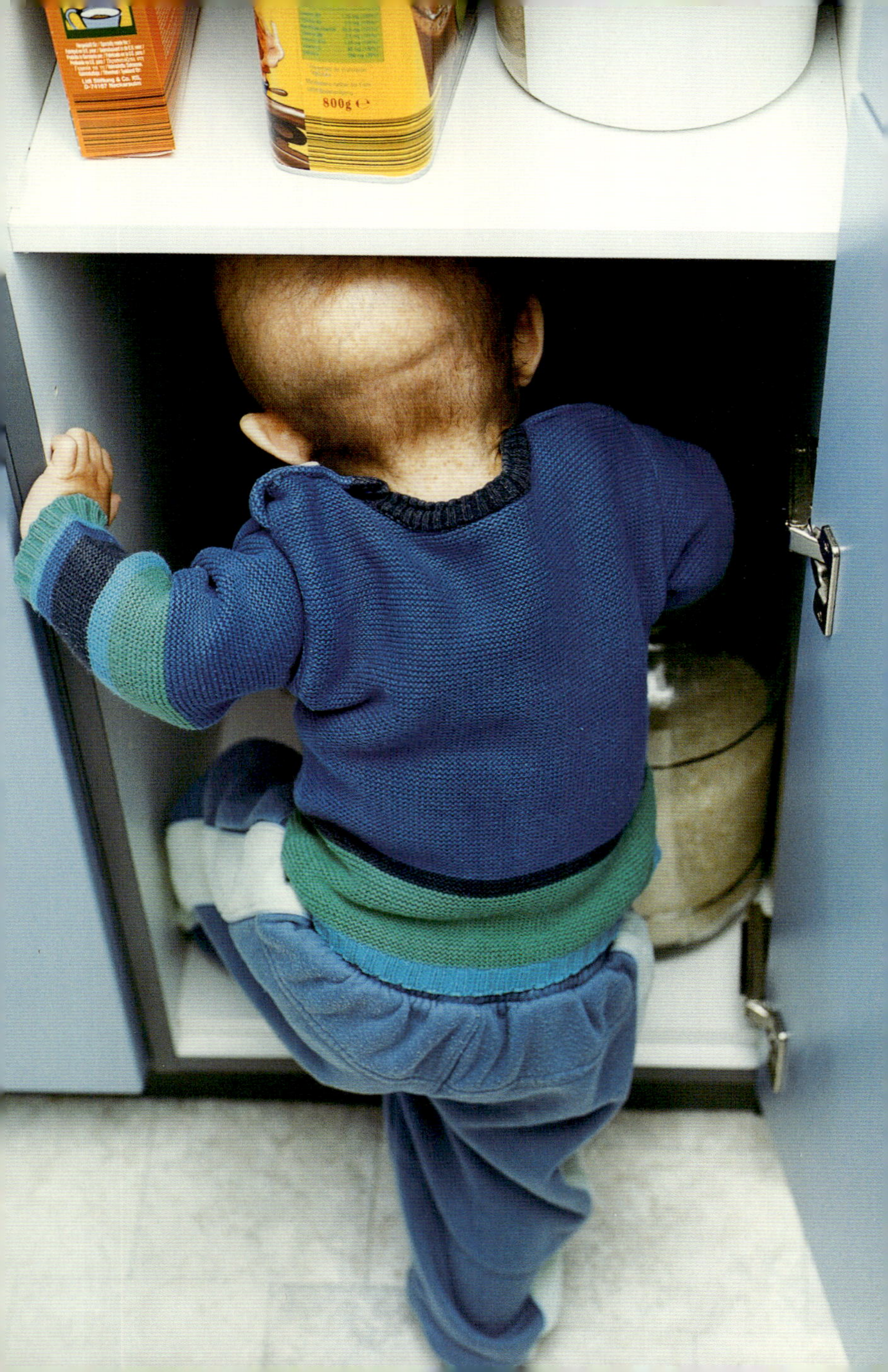
800g

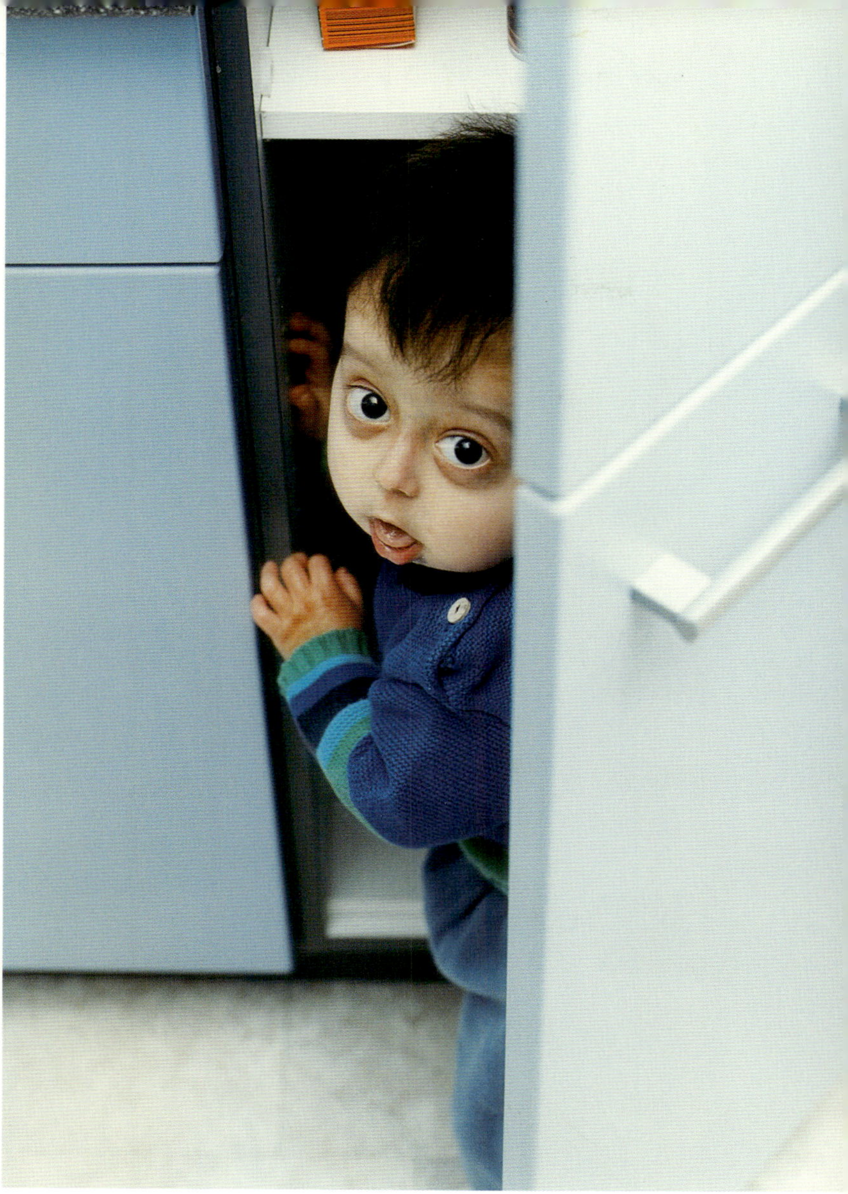

Eine Flucht vor dem Alltag, die im Küchenschrank endet. Wenn ihm alles zuviel wird. Wenn die Wut hoch kocht und er sich abkühlen muss, kriecht Yasin mit lautem Brabbeln unter die Spüle. Erwachsene haben hier keinen Zutritt.

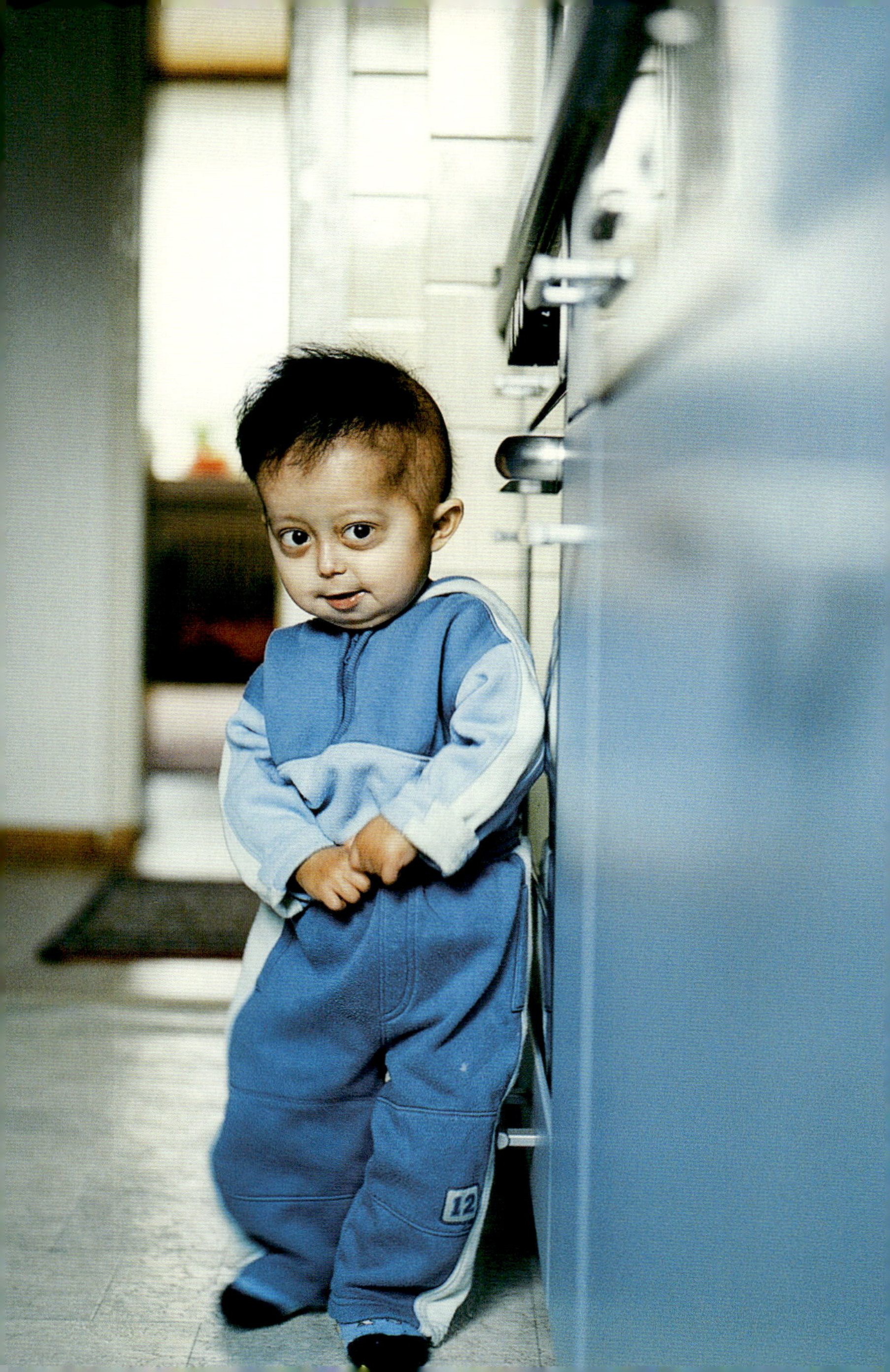
12

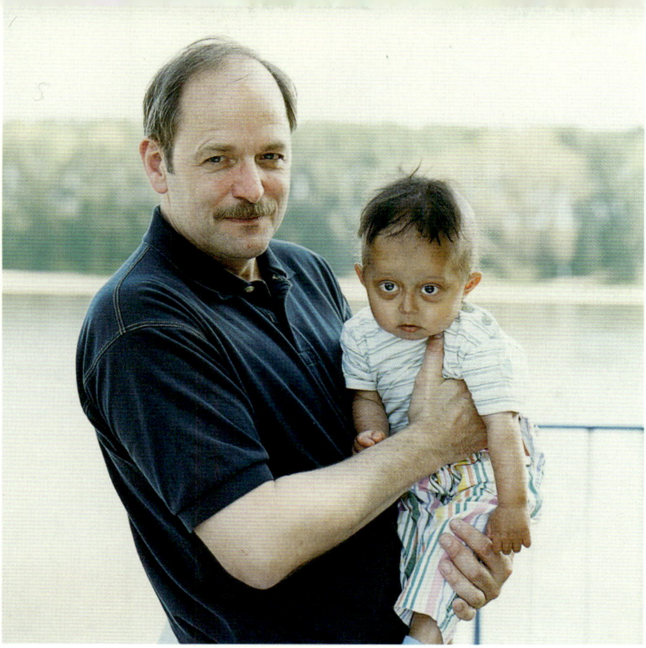

Progerie ist eine große Herausforderung, sagt der Kinderarzt Thomas Brune. Er hat sie bei Yasin im Alter von zehn Monaten entdeckt, seitdem erforscht er diese seltene Krankheit. Dabei stößt er oft an die Grenzen der Medizin. Burcu aus der Türkei ist siebzehn und das älteste Progerie-Kind in Europa. Sie trägt eine Perücke und kann aus eigener Kraft kaum noch laufen.

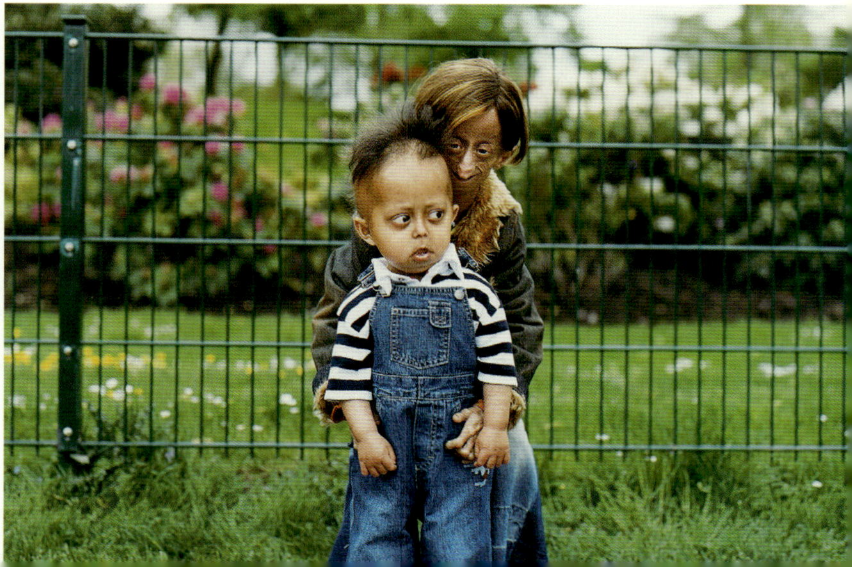

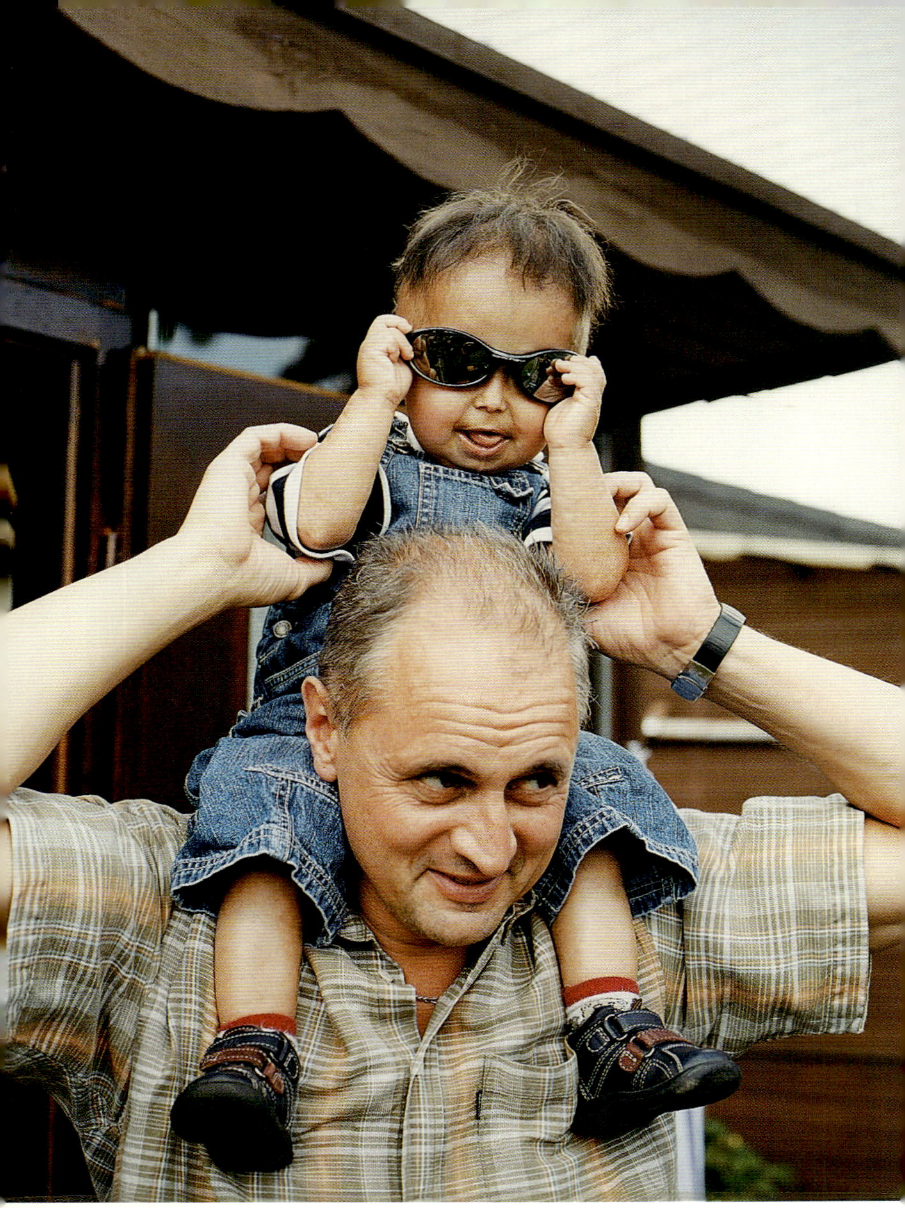

»Soll ich froh sein, dass er noch nicht reden kann? Was sollte ich ihm auch sagen? Du lebst schneller? Du bist bald ein alter Mann? Du hast ein paar böse Gene? Ich beschloss, mit ihm einfach den Augenblick zu genießen.«

Mehmet nicht, Ahmet, Cennet und ihre Eltern nicht, wie sehr er sich veränderte, aber sie alle ahnten, die schweren Augenblicke werden kommen, in denen sie morgens aufwachen und plötzlich ein kleines Kind vor sich sehen würden, das über Nacht Runzeln bekommen hatte und die müden Züge eines Greises. Doch das wird später sein, sagte Meral Sancar mir immer, wenn ich sie nach dem Morgen fragte, das wird später sein und übers Später wollte sie noch nichts wissen. Sie wollte jetzt nicht wissen, wie Yasin einmal wird. Sie wollte heute leben und nicht die Angst vor morgen spüren, denn das Wort *Zukunft* hatte für sie, ihren Mann und ihre Kinder eine völlig neue Bedeutung erhalten. Zukunft hieß Trauer, Verzweiflung und Tod, Zukunft hieß Alter, Kindheit und Verderben, und nur manchmal, viel zu selten, hieß Zukunft bei ihnen auch Glaube, Hoffnung und Vergessen. Aber wie sollten sie vergessen, wenn das Leben sie ständig Lügen strafte, wenn sie kaputt und reizbar waren, wenn sie Yasin vor sich sahen, dieses muntere, unschuldige Kind, das sie eines Tages fragen würde: *Sagt mir, warum bin ich anders als die anderen?*

Vor dieser Frage fürchtete sich Meral Sancar schon jetzt, sie hörte sie in der Nacht, sie drang ihr ins Bewusstsein, sie schallte ihr von den Wänden des Schlafzimmers entgegen, und oft verstellte sie ihr den Blick für die schönen Dinge dieser Welt. Ich kann mich nicht mehr freuen, sagte sie in einem unserer Gespräche, die Schwere ihrer Sorgen überlagerten alles und schütteten ihre Seele so sehr zu, dass sie nur noch selten Leichtigkeit verspüren konnte. Ihr Mann ließ sie weiterhin in ihrem Kummer allein, er verletzte sie oft bis tief ins Herz und interessierte sich nicht für die kleinen Wünsche seiner Frau. Ich bin so traurig, sagte sie, aber wie soll ich mich immer nur mit meinen Kindern trösten? Gibt es nicht etwas Wichtigeres zwischen einem Mann und einer Frau, als immer nur übers Geld zu reden? Sie hätte lieber über das Schicksal geredet, über die Angst, über ihre Melancholie und sich zum Schutz davor nur zu gern zwischen zwei starke Arme gekuschelt, um sich ein wenig verstecken zu können vor dem Wahnsinn, der an ihr zerrte.

Stattdessen war sie müde vom Leben und konnte manchmal einfach nicht mehr. Stattdessen musste sie die Kraft, die ihr blieb, für einen unsinnigen Streit verwenden und für den Ärger mit den Ämtern oder Nachbarn. So geht es nicht weiter, sagte sie mir, und es klang fast wie eine Drohung, schließlich ist Yasin ein kleines Kind, das seine Mutter braucht, mehr braucht als jedes andere Kind, und je älter er wurde, desto häufiger musste sie ihn vor Vorurteilen bewahren und vor der Neugier der gaffenden Meute. Gott, gib mir die Kraft!, rief sie, denn die Sorge um ihren Sohn hatte sie nur noch gläubiger gemacht, und irgendwann schilderte sie mir, wie ihr eigener Trost aussah: Ihr Trost saß da oben auf irgendeiner Wolke, er hockte dort bei jedem Wetter in seiner gütigen Wohltätigkeit, alt, mild und barmherzig, aber manchmal hatte sie das Gefühl, er sei heruntergefallen und habe sich dabei seine schützenden Hände verletzt. Um sie über ihre Familie zu halten. Trotzdem wollte sie sich *eine* wunderbare Hoffnung niemals nehmen lassen, eine Hoffnung, die es in ihrem Glauben gibt. Wenn Kinder vor ihren Eltern sterben müssen, heißt es da, halten sie ihnen einen schönen Platz im Himmel frei. Vielleicht macht Yasin mir ja sogar das Tor auf, sagte Meral Sancar und wischte sich die Tränen aus den Augen.

Hoffnung lebt von Liebe

Wenn du ein krankes Kind hast, zerrt dich dein Kummer aus dem Leben und vieles wird gleichgültig, was gestern noch wichtig war. Wenn du dir ständig darum Sorgen machst, wann seine grausamen Schmerzen wiederkommen und vielleicht auch sein Tod, bist du weit weg von allem, was dich bis dahin beschäftigte, und nichts wird wieder so wie früher. Zumindest hatte ich damals diese Erfahrung gemacht, eine Erfahrung, die seitdem mein Handeln beherrscht. Das Finanzamt hat seinen Schrecken verloren, und der Kratzer an deinem Auto ist nur noch lächerlich, du fühlst, begreifst und wertest vor allem mit der Kraft deines Herzens, und auch dein Miteinander verändert sich. Du verlierst Freunde, die keine Freunde mehr waren, seitdem sie sich weigerten, eine Kinderkrebsstation zu betreten, und du kannst plötzlich viel besser unterscheiden, was du selbst willst in deiner kurzen Zeit auf dieser Welt. Ich kam damals zu dem Schluss, als ich meinem Sohn zwei Jahre lang die Hand hielt, bis sie kalt und leichenstarr wurde, dass Krankheit auch ein Anfang sein kann. Um sich von falschen Freunden zu trennen, einen neuen Sinn in deinem Denken zu finden, für dich andere Werte gelten zu lassen, und ich bedauerte dabei nur, dass für diese Erkenntnisse mein Kind sterben musste.

Ich spürte damals auch: Krankheit heißt Verzicht, Wahrheit, Lüge, Angst, Mitleid, manchmal sogar Freude und ganz bestimmt auch jene stille Hoffnung auf die Stärke der Liebe.

Sie heißt Besinnung auf das Wesentliche, sie zeigt uns, was wirklich nötig ist und potenziert so ziemlich alles, was für uns das Leben ausmacht. Wenn Kinder krank sind, kommt aber noch vieles andere hinzu. Wenn Kinder krank, schwer krank sind, werden wir geplagt vom schlechten Gewissen, nicht an ihrer statt das Leiden zu ertragen. Dann funktioniert unsere schöne Verdrängung nicht mehr, und unser Beschützerinstinkt ist dann hellwach, weil wir uns immerfort einreden wollen, *wir* trügen die Schuld an ihrem traurigen Schicksal. Das steckt in jedem, der Mutter oder Vater ist und der die Verantwortung für ein kleines Wesen hat, das sich seinen Weg noch suchen muss. Davon kann sich keiner frei machen. Das kennt jeder, der auch sonst noch so logisch denken mag und sich allen Dingen vom Verstand her nähert: Wenn ein Kind krank ist, zählt nur noch das Gefühl und das Gewicht der Schuld, einer Schuld, die so sehr drückt und schmerzt, dass wir manchmal nicht mehr aufrecht gehen können.

Daran musste ich oft denken, wenn ich die vielen Stufen zur Wohnung der Sancars hochstieg, denn manches von dem, was sich dort oben für mich darstellte, kam mir sehr bekannt vor. Dort oben lebte auch eine Familie, deren Welt aus den Angeln gehoben wurde, die mehr nachdachte, als ihr gut tun konnte, und wenn ich dann klingelte, glaubte ich immer, ich würde ihnen die letzte Nische ihres Rückzugs nehmen. Als würde ich einbrechen in ein enges, kuscheliges Gefängnis der Gefühle, weil sie eigentlich mit denen da draußen nichts mehr anzufangen wussten. Auch das kannte ich, Krankheit grenzt aus und macht einsam, und schließlich hatte mir Meral Sancar noch vor kurzem erzählt, dass sich selbst ihre Mutter zurückgezogen hatte. Wie gesagt, diese Gedanken konnte ich niemals abschütteln, wenn ich den kleinen Yasin besuchte, aber spätestens, nachdem die Tür aufging und ich in seine tiefen, braunen Augen blickte, verflogen meine Zweifel sofort wieder. Wenn ich das Neuste vom Nachbarn erfuhr, der mit dem Stock gegen die Decke klopfte, und von den Sorgen einer Mutter hörte, die sich gar nicht so sehr von den Sorgen anderer Mütter unterschieden, wenn sie von Lehrstellen, Geldnöten und Eheproblemen sprach. Das war fast angenehm, mal nicht an den Tod zu denken, und für mich eine gute Gelegenheit, die Familie besser kennen zu lernen. Aber dann irgendwann im Laufe unserer Gespräche schlich sich diese Krankheit wieder heran, als habe sie nur darauf gelauert, sich uns in Erinnerung zu rufen, dann kam Yasin und machte sich bemerkbar, dann wischte Meral Sancar das erbrochene Brot vom Teppich auf, und ein schwerer Schatten legte sich über die Wohnung. Die Worte wurden ernster, wo gerade noch gelacht wurde, wurde geweint, die Räume wurden düster, fast unheimlich, und oft hatte ich den Eindruck, von außen würde jemand die Fenster verschließen. Dann saßen wir wieder in der Einsamkeit dieser Krankheit, und es gab niemanden, der uns trösten konnte.

Aber ist das nicht verständlich?, fragte ich mich, als ich später grübelnd am Schreibtisch saß. Bei einer Krankheit, die so grausam und endgültig ist, bei einem Kind, das so sichtbar anders sein wird, weil die Natur verrückt spielt, trifft es noch viel häufiger zu, dass man sich im Stich gelassen fühlt. Die Eltern riefen *Was haben wir bloß falsch gemacht?*, und nichts auf der Welt konnte sie von ihrem festen Glauben abbringen, dass sie die moralischen Täter waren, die ihre Kinder erst zum Opfer machten. Nichts konnte sie von ihrem fatalen Irrweg und dem Fluch des Bösen vertreiben, und oft war ihr Fehltritt, wie Meral Sancar das Ziehen der Spirale nannte, auch ein erster Schritt zum drohenden Abgrund.

Eine falsche Bewegung auf diesem schmalen Weg, und du fällst sehr, sehr tief, bis du blutend unten liegst und deine Wut bis in den Himmel schreist. Das ist mein Kind, rufst du vielleicht, ein Kind, das niemals so lebensfähig sein wird, wie man das von einem kleinen Menschen erwarten dürfte. Es ist krank und ich bin schuld!

So sehr du dich auch wehren magst: Mit diesem Hirngespinst gehst du schlafen und wachst damit wieder auf, diese Bürde verfolgt dich und lässt sich auf der Flucht niemals richtig abschütteln, diese Last legt sich bleiern über jede Liebe und begräbt darunter jeden zarten Keim der Hoffnung. Da kannst du dich auch noch so sehr festklammern an dem, was immer wichtig war. Plötzlich werden andere Dinge wichtig, plötzlich verschieben sich die Wertigkeiten, und oft bewegst du dich in einer Einbahnstraße, die irgendwann wieder an den Anfang deiner Verzweiflung führt. *Schuld, Schuld, Schuld!* Sie drängt sich in deinen Schädel, deinen Bauch und dein Herz. Auch wenn da so manche kluge Sprüche klopften und davon redeten, dass Krankheiten auch stark machen können. Sie hatten *kein* Kind mit Progerie, wie ich ein Kind mit Krebs hatte, sie mussten nicht ständig an der furchtbaren Maske von Vergänglichkeit reißen und das hastige Altern einer Jugend erleben. Sie brauchten sich nicht zu fragen: Warum gerade wir?

Die Krankheit des kleinen Yasin betraf sehr viele Menschen, und keiner konnte sich frei machen von ihr, nicht die Mutter, auch nicht der Vater, nicht die Schwester, die Brüder, die Freunde, Ärzte und Verwandte. Sie alle konnten nicht flüchten, sich vor der Verantwortung drücken, und wenn das, wie ich finde, viel zu abgenutzte Wort *Betroffenheit* irgendwo seine Berechtigung haben sollte, dann ganz bestimmt bei der Progerie. Eine Betroffenheit, die einen den Blick zum Boden senken ließ, eine Betroffenheit, die so beschämend hilflos machte, weil man einsehen musste, wie übergeschnappt die Natur sein kann. Da stehst du vor diesem Kind, willst ihm helfen, willst seinen Schöpfer nur um Gnade bitten und schimpfst schließlich doch nur auf ihn. Weil er zulässt, dass es so leiden muss, weil er nichts dagegen unternimmt, dass seine Haare bald ganz ausfallen und seine Gelenke knirschen werden; weil es ihm gleichgültig zu sein scheint, dass dort ein junges Kind in die Vergänglichkeit hastet, und er sich dabei feige hinter seiner Wolke versteckt. Denn nicht selten kommt es bei schweren Schicksalsschlägen vor, dass wir uns die Welt des Hoffens mit kleinen Kinderhänden malen, um uns in Bilder zu retten, die der Verstand nicht mehr begreift. Auch das kannte ich noch von mir selbst.

Trotzdem versuchte ich, meine Gedanken zu ordnen, als ich meine voll geschriebenen Blöcke durchsah, ich musste sie ordnen, um mich nicht nur von der Wärme meiner Gefühle leiten zu lassen, sondern auch vom festen Willen, dieser Familie in der Betrachtung ihres Verhaltens einigermaßen gerecht zu werden. Sicher, dachte ich, du darfst nicht immer alles auf diese Krankheit schieben, wenn der Vater für Tage verschwindet. Vielleicht hätte er es auch ohne seinen kranken Sohn getan. Du solltest in Cennet auch nur das kleine Mädchen sehen, eine hübsche, traurige Prinzessin, die zwar den Thron an ihren Bruder abgeben musste, aber darüber hinaus die gleichen Wünsche wie jedes Kind hatte, das gerade in die Schule ging. Natürlich gäbe es in einem ganz normalen Leben ebenso die Sorgen mit den beiden Ältesten, weil die Pubertät eigentlich niemals einen Krieg gegen die Eltern auslässt, und selbstverständlich wäre es ihnen auch ohne Yasin schwer gefallen, als Türken eine Lehrstelle zu finden, wo es doch schon Deutschen kaum gelingt. Also, vergiss mal für einen Augenblick die Progerie, sagte ich mir und begann damit, mir jeden in der Familie einzeln vorzunehmen – aber schon bei meinen ersten Worten wurde mir bewusst, wie mir die Krankheit wieder in die Sätze drang. Sie war da, immer und überall, ich konnte mich einfach nicht dagegen wehren.

Da war zuerst die Mutter, die so mächtig, manchmal zu mächtig war, wenn es um ihren Yasin ging, und die mir so häufig den Spiegel seiner kleinen Seele putzte. Sie wurde zerfressen von Selbstvorwürfen, weil sie ihren Sohn anfangs eigentlich gar nicht haben wollte. Deshalb überschüttete sie ihn mit all ihrer Liebe und versuchte mit der Kraft ihres Glaubens, die schlimmen Tage so gut wie möglich zu überstehen. Sie glaubte sich damit, wie ich es oftmals empfand, ein wenig ihre Hoffnung zurecht. Erst vor kurzem gab sie einer Freundin ein Unterhemd von Yasin mit, damit sie es während ihrer Reise nach Mekka am Grabstein des Propheten reiben sollte. Anschließend musste ihr kleiner Sohn die gesegnete Kleidung so oft wie möglich tragen, und sie ließ ihn das Wasser trinken und die Feigen essen, die ihm aus der Pilgerstadt mitgebracht wurden. »Ich will glauben«, sagte Meral Sancar, als ich sie darauf ansprach, »dass auch wir einmal Glück haben werden.« Nicht ohne Grund nannte sie ihren kleinen Yasin nach einem Gebet aus dem Koran und lebte von der schwachen Zuversicht, dass irgendwann einmal etwas gefunden würde, das ihrem Kind das Leben retten könnte.

Immer wieder redete sie mit mir über die Hoffnung, was anderes, dachte ich, bleibt ihr auch übrig? Sie hoffte auf das zarte Alter ihres Sohnes, auf den zeitlichen Vorsprung, den er gegenüber all den anderen Kindern mit Progerie hatte. Sie hoffte auch auf ihre Ärzte, denen sie mehr als alles andere auf der Welt vertraute. Sie hoffte auf Thomas Brune in Magdeburg, der versuchte, alles Wissen über Progerie wie mit einem Schwamm aufzusaugen, und der nicht locker ließ, um Treffen unter Forschern zu organisieren. Sie hoffte auf Thorsten Marquardt, der ihr immer alles ganz behutsam erklärte und sich dabei große Mühe gab, die Krankheit wie eine kleine Parabel zu beschreiben. Es war einmal ein Bauarbeiter, der hatte einen falschen Schraubenschlüssel und montierte seine Zellen an der falschen Stelle. Sie hörte ihm bei unseren Treffen in Münster zwar geduldig zu, half ihm, wo sie nur konnte, doch oft interessierten sie im Umgang mit ihrem kranken Kind vor allem die praktischen Dinge – wie Mütter eben so sind. Meral Sancar wusste schon viel über Zellmembrane, Gene und Eiweißmoleküle, aber wichtiger war ihr, wie sie Yasin ohne Geschrei die herausgewachsenen Zehennägel schneiden oder sie den festen Schleim in seinen viel zu engen Nasenlöchern wegkriegen sollte. »Ich will, dass es meinem Kind gut geht«, sagte sie, »ich will, dass es täglich mindestens zehnmal lächeln kann.« Fürs Glück brauchte sie wirklich nicht viel, dachte ich, es fing für sie schon bei den Zehen an.

Dann war da der Vater. Er konnte seinen großen Kummer nicht zugeben, er wollte immer nur der starke Mann sein, ein türkischer Herr und Gebieter über seine Familie, der bisher keine anderen Kinder mit Progerie gesehen hatte und sich weigerte, Fotos von ihnen zu betrachten, weil diese Krankheit überhaupt nicht zu seiner moslemischen Männlichkeit passte. Er wehrte sich gegen alles, was krank machte und schwach war, er nahm das Leiden seines Sohnes einfach nicht an und versuchte seine eigene Ohnmacht hinter einem machohaften Gebaren zu verstecken. Erst später merkte er, wie er mir in einer schwachen Stunde gestand, wie sehr er sich selbst damit schadete. Ich versuchte, ihn zu verstehen, denn mir gegenüber war er stets ein höflicher, umgänglicher Mensch, dem die

Gastfreundschaft heilig war, und der sich darüber freute, wenn ich kiloweise Hammel vertilgte, den er uns manchmal auf dem Grill zubereitete. Außerdem spürte ich, wie sehr er seinen kranken Sohn lieben musste, wenn ich die beiden beim Spielen beobachtete, und ohne sein Verhalten gegenüber seiner Frau rechtfertigen zu wollen, glaube ich, dass er hoffnungslos in seinen Ängsten gefangen war. In der Rolle eines türkischen Mannes, der keine Gefühle zu zeigen, sondern gefälligst seine Familie zu ernähren hatte.

So sagte er auch weiterhin, mach du, Frau, wenn Yasin ins Krankenhaus nach Münster musste, so bestimmte er, mach du, Frau, wenn sie einen Termin bei der Behörde hatte, und Frau machte und machte, während Ali Sancar sich immer mehr in sein Selbstmitleid zurückzog. Oft berief er sich dabei auf sein schlechtes Deutsch, doch ich bin sicher, dass es besser war, als er zugeben wollte. Er kam nicht sehr weit damit, sich ahnungslos zu verhalten, das merkte er bald selbst, und je mehr er sich ausgrenzte und sagte, das geht mich nichts an, desto wehleidiger wurde sein Verhalten. Vor kurzem hatte er wie ein kleines Kind geweint, erzählte mir Meral Sancar. Er konnte sich gar nicht mehr beruhigen, als er spätabends eine halbe Flasche Reisschnaps in sich hineingeschüttet hatte und seine Frau ihn nur noch mit Mühe zum Schlafen auf die Couch legen konnte. Da heulte er sich den ganzen Schmerz von der Seele, er heulte und heulte die halbe Nacht und übergab sich schließlich. Alles musste raus, was ihm sonst im Halse stecken blieb. In dieser Nacht brach sein männlicher Stolz aus ihm heraus, aber als es ihm wieder besser ging, verhielt er sich nicht anders als vorher.

Dann waren da Mehmet und Ahmet, die ihren eigenen Vater gar nicht mehr kannten, weil sie vor dreizehn Jahren noch viel zu klein waren, als er tödlich verunglückte. Sehr spät erfuhren sie von seinem schlimmen Unfall, weil ihre Mutter ihn lange, viel zu lange verschwiegen hatte, und sie kamen erst dahinter, als sie zufällig den Pass ihres Vaters im Wohnzimmerschrank entdeckten. Seitdem war es immer ihre größte Sehnsucht, sein Grab in der Türkei zu besuchen, und obwohl ihnen eigentlich das Geld dazu fehlte, konnte Meral Sancar ihren Söhnen eines Tages diesen großen, tiefen Wunsch erfüllen. Sie sollen schweigend im Staub des Friedhofs gestanden haben, traurig, erschöpft, aber auch glücklich, dass sie endlich dort waren, doch als sie danach wieder zurück nach Deutschland fuhren, wurde das schlechte Verhältnis nicht gerade entspannter, das sie zu ihrem jetzigen Vater Ali hatten. Stets gab es Streit, weil da drei, na ja, fast drei türkische Männer zusammenkamen, von denen natürlich jeder Recht haben wollte, keiner gab nach, keiner ging irgendeinen, noch so kleinen Schritt zurück, weil Mehmet und Ahmet dem Beispiel von Ali Sancar folgten, indem sie sich sagten, was er darf, dürfen wir schließlich auch.

Ich habe es selbst oft genug erlebt, wenn alle beisammen waren, wenn sie sich in dieser engen Wohnung an ihren männlichen Eitelkeiten rieben, war ich schon froh, dass es meistens bei Wortgefechten blieb, von denen ich natürlich kein Wort verstand. Es lag ein Knistern im Raum, dass ich glaubte, gleich würde die Decke einstürzen, aber dann erlebte ich etwas, was wirklich oft geschah und nicht der Fantasie eines gefühlsverirrten Reporters entspringt: Yasin kam, lächelte und siegte. Er wackelte herein, oft noch müde vom Schlaf, schaute um sich, rollte aufgeregt mit seinen Augen und blickte seine Familie mit einer großen, verliebten Sanftheit an. Er guckte nur, und jeder schwieg, und sofort löste sich die Spannung zwischen dem Vater und den zwei Brüdern, als würde die dicke Luft mit einem leichten Wind aus dem Fenster abziehen. Plötzlich ging es nur noch darum, wer Yasin auf den Arm nehmen, ihn küssen, wer ihn streicheln und seine Füße kitzeln durfte, und dabei standen die drei friedlich nebeneinander, nachdem sie doch eben noch gestritten hatten, und warteten geduldig darauf, bis sie an die Reihe kamen.

Das war eine Szene, die mir immer im Gedächtnis blieb, sie zeigte, wie Krankheit sogar Frieden stiften konnte, und als sich Mehmet und Ahmet fast darum rissen, ihrem dürren Bruder eine frische Windel umzubinden, kannte mein Erstaunen keine Grenzen mehr. Ich musste schmunzelnd daran denken, dass meine beiden Söhne gar nicht wüssten, wie sie einen Kleinkindhintern waschen sollten. Sie wüssten auch nicht, wie man einen Schokoladenkuchen backt, was Ahmet sehr oft tat, um Yasin eine Freude zu machen, sie würden auch nicht ihrer Mutter die Hände küssen, und schon gar nicht könnten sie die Küche aufräumen, ohne einen Scherbenhaufen zu hinterlassen. Mehmet und Ahmet hatten gelernt, sich im Haushalt zu betätigen, und seitdem Yasin krank war, mussten sie es häufiger, als ihnen auf ihrem Weg zur türkischen Mannwerdung lieb sein konnte. Oft flohen sie auch vor der Verantwortung, trieben sich mit merkwürdigen Freunden herum, und vor allem Mehmet blieb nach seinen heftigen Streitereien mit dem Vater manchmal tagelang weg, aber ich hatte bei ihnen stets das Gefühl, dass sie trotzdem immer auf dem Sprung waren, um ihre Familie mit der Macht ihres Stolzes zu verteidigen. Es sind gute Jungen, sagte mir ihre Mutter, und sie sagte es mir auch, wenn sie mal wieder nicht mit den Launen ihrer Söhne fertig wurde.

Und Cennet? Sie war doch selbst noch so klein. Ihr wird viel zugemutet, sagte mir ihre Mutter, zu viel, aber ich kann es nicht jedem recht machen. Sicher war es falsch, sie damals mit zum Treffen auf Burg Satzvey zu nehmen, aber Meral Sancar hatte damals keinen, der auf sie aufpassen konnte. Seitdem gingen Cennet die Bilder der Kinder nicht mehr aus dem Kopf, sie durchlebte ein Auf und Ab ihrer Gefühle, und manchmal waren die aufwühlenden Wogen dabei höher, als einem Kind gut tun konnte. Sie liebte ihren kleinen Bruder, sie versuchte zu verstehen, dass er krank war, obwohl sie es bei ihm noch nicht so richtig sehen konnte, und doch wusste sie von anderen Progerie-Kindern, was ihn irgendwann erwarten würde. Sie redete nicht viel darüber, zumindest nicht mit Menschen, die ihr fremd waren, sie verteidigte Yasin vor allzu großer Neugier und irgendwelchen Leuten, die gaffend um ihn herumschlichen. Sie hütete seinen Stolz, schützte ihn, wo sie nur konnte, sie wahrte seine eigene Welt, in die er sich so oft zurückziehen musste. Weil die Spritzen pieksten, der Schleim feststeckte, die Füßchen schmerzten oder er sich mit seinem ernsten Spiel erholen wollte. Dann schaute sie ihm aufmerksam zu und zeigte für ein Mädchen von mittlerweile sieben Jahren ein sehr großes Verantwortungsgefühl, weil sie schon früh gelernt hatte, für sich und andere Pflichten zu übernehmen. Auf Cennet war Verlass, sie beschäftigte sich mit Yasin, wenn ihr Vater nach der Nachtschicht am nächsten Morgen schlafen musste und ihre Mutter, die bald auch wieder arbeiten ging, für die Mittagsschicht bereits das Haus verlassen hatte.

Sie kümmerte sich um Yasin, spielte mit ihm, und doch fragte ich mich, so oft ich sie sah: Wer kümmerte sich eigentlich um ihre Träume, um ihre kleinen Wünsche, die jedes Mädchen hat? Wer ging mit ihr ins Kino, kaufte ihr die Haarspange, die sie schon so lange haben wollte, oder machte ihr den Kopf frei für Dinge, die nichts mit Enge, Krankheit und Verzicht zu tun hatten? Einmal fragte ich sie, ob ihr etwas fehlte, was sie am liebsten machen würde, ob sie nicht mal alles Unrecht ausschreien möchte, aber sie blieb nur seltsam stumm, verzog ihr Gesicht und sah mich sehr traurig an. Ihr Blick schien zu sagen, du Dummkopf, merkst du nicht, was mir fehlt? Ein bisschen mehr Kindheit, ein wenig mehr Leichtigkeit und keinen Nachbarn, der immer von oben gegen die Decke klopft! Auch ich will nur Kind sein! Dabei gab Meral Sancar ihr Bestes, um Cennet ihre Dankbarkeit zu zeigen, und auch ihr Mann überraschte sein Töchterchen schon mal mit einer neuen Hose. Doch insgesamt lebte sie ein Leben, in dem sie die meisten Bedürfnisse verdrängen musste.

Natürlich war Cennet kein Engel, genauso wenig wie ihre Brüder Mehmet und Ahmet, denen es ähnlich ging wie ihr, weiß Gott keine Heilige waren. Jeder wusste, dass sie schnell jähzornig und ungeduldig wurde und auch Yasin nicht immer um sich haben konnte, wenn er ihr in die Bücher griff oder sie beim Computerspiel störte. Doch wenn einer ihrem Bruder blöd kam und ihn frech anmachte, weil er anders aussah und sich irgendwie merkwürdig verhielt, war sie immer da und verteidigte ihn, wie es sich für die Tochter einer türkischen Familie gehört. Erst neulich wurde sie in der Schule von der Schwester eines Mädchens mit Glasknochenkrankheit gehänselt, deren Mutter wenig später Meral Sancar besuchen sollte, um sich voller Neugier nach den Pflegestufen für eine Krankheit wie der Progerie zu erkundigen. Unsere Heike ist viel kränker als euer Yasin!, rief das Mädchen und lief dabei ständig hinter Cennet her. Du spinnst doch, sagte Cennet, die sonst immer um Freundlichkeit bemüht war, lass mich zufrieden, hau bloß ab! *Unsere Heike ist viel kränker als euer Yasin!* So viel Dummheit konnte sie nicht ertragen, und als sie es am Mittag ihrer Mutter berichtete, schüttelte diese auch nur mit dem Kopf und konnte es nicht glauben. Was soll das, fragte sie sich, müssen wir uns jetzt darüber streiten, welches Kind kränker ist? Dann nahm sie Cennet in die Arme und wollte sie gar nicht mehr loslassen.

Darüber hinaus gab es noch einige Menschen, die es natürlich immer nur gut mit ihnen meinten, doch es waren nur sehr wenige darunter, die wirklich halfen. Kerstin Wiechers zum Beispiel, die oft anrief und vorbeikam, weil sie wusste, was es heißt, ein Kind mit Progerie zu haben. Ich kann mich nur anbieten, sagte sie mir, ich kann ihr sagen, wie einmal alles wird, wie die Vorurteile wachsen, während die Haare ausfallen. Sie hat das alles schon mit ihrer Tochter erlebt, die jetzt mit Lackschuhen und weißem Kleid unter der Erde liegt. Dieses Getuschel, diese Befangenheit, diese Machtlosigkeit, weil Svenja zum Schluss zu schwach war, sich selbst die Schnürsenkel ihrer Schuhe zuzubinden. Kerstin Wiechers hat diese Blicke durchlitten, dieses *Ach-die-arme-Frau,* dieses Geschwätz von Nachbarn, diese verdammte Trauer, nichts gegen den körperlichen Verfall eines Kindes machen zu können. Ich könnte dir viel erzählen, sagte sie zu Meral Sancar, du musst es aber auch hören wollen.

Und dann waren da die Verwandten von Meral Sancar. Ihre Schwester, mit der sie später wieder an der Verpackungsmaschine einer Erdnussfirma arbeiten sollte, jeden Tag acht Stunden lang, in einer riesigen Halle, in der es nicht so laut war, dass man sich darin nicht unterhalten konnte. Mit der Zeit verstanden sich die beiden Frauen wieder besser, was nicht nur an der Lautstärke der Fabrikgeräusche lag, sondern an der größeren Bereitschaft, sich auf den anderen einzulassen. Wenn du Hilfe brauchst, sag mir Bescheid, meinte Fathma, und Meral Sancar spürte zum ersten Mal wieder so etwas wie Zuneigung zwischen ihnen. Zuneigung, die sich gut anfühlte. Selbst bei ihrer eigenen Mutter spürte sie mittlerweile ein wenig mehr Einsicht für ihre Sorgen, mehr Beachtung ihres Schicksals, und obwohl sie nicht viel öfter als früher aus der Türkei anrief, ließ sich doch bei ihren seltenen Besuchen in Deutschland häufiger Mitgefühl entdecken. Meine Mutter ist eine verhärmte Frau, sagte Meral Sancar, sie hat selbst Kinder verloren, das Leben hat sie hart gemacht, und als mein erster Mann starb, sagte sie mir, ich soll mich nicht so anstellen. Weine nicht, das Leben geht weiter! Doch langsam bemerkte wohl auch ihre Mutter, dass Progerie etwas anderes ist als der viel zu frühe Tod eines Menschen. Es ist das schleichende Sterben eines Kindes, ein Zerren der Natur, eine Grausamkeit der Schöpfung. Das ließ sich nicht vergleichen mit Kindern, die an Masern starben, oder mit einem Mann, der bei einem Unfall sein Ende fand.

31. Dezember 2002

Nicht einmal an Silvester gibt es Ruhe vor den Nachbarn. Ein paar Stunden vor dem Jahreswechsel schluchzt Meral Sancar durchs Telefon. Es ist alles so grausam, sagt sie. Die alte Dame von oben drüber hämmert mit einem Stock gegen die Wand. Yasin soll ruhig sein! Sein Laufstuhl macht ihr zu viel Lärm. Meral Sancar ruft sie an. Sie wissen doch, dass mein Kind krank ist, sagt sie, es kann noch nicht laufen, es braucht die Gehhilfe. Ist mir egal, erwidert die Nachbarin, gehen Sie mit ihm an die frische Luft! Das habe ich früher mit meinen Kindern auch getan, wenn sie zu laut waren. Ich bin alt, ich brauche meinen Mittagsschlaf! Und so eine Frau hat vier Kinder groß gezogen, sagt Meral Sancar, ich kann es nicht glauben. Sie fühlt sich wie in einem Gefängnis. In einem Gefängnis, das ein paar hundert Euro kostet. Abends feiern sie ein bisschen in der Familie, sie essen gut und stoßen mit der netten Frau von nebenan an.

2. Januar 2003

Meral Sancar erzählt mir von einem Streit. Wieder mal ein Streit! Zum neuen Jahr hängt für kurze Zeit ein Kalender in der Diele. Ein erneuter Versuch. Darauf sind Kinder mit Progerie zu sehen. Ihr Mann Ali ist dagegen, dass er aufgehängt wird. Er will nicht jeden Tag daran erinnert werden, er will nicht wissen, wie sein Sohn bald aussehen wird. Er kann seine Gefühle immer noch nicht zeigen und schweigt seine Frau meistens an. Nur manchmal weint er. Als er vor ein paar Tagen zum Beispiel mit einem Verwandten am Telefon gesprochen hatte. Ich habe mir immer so sehr einen Sohn gewünscht, klagte er, und jetzt habe ich einen mit einer so grausamen Krankheit. Sonst zeigt er keine Regung, sagt Meral Sancar, die jetzt selbst zweimal zur einer Psychologin gegangen ist. Sie stehe kurz vor einem Nervenzusammenbruch, hat die Therapeutin sie gewarnt, außerdem hat sie ihr geraten, sich von ihrem Mann zu trennen. Er hilft Ihnen zu wenig, sagte sie, aber Sie brauchen Menschen, die Ihnen beistehen. Allein schaffen Sie das nicht, sonst könnte es schlecht enden.

Es könnte schlecht enden! Das waren solche Aussichten, an die sie einfach nicht glauben wollte, denn wenn sie ihren kleinen Sohn in ihren Armen spürte, zog sie sich manchmal selbst aus ihrem tiefen Sumpf heraus. Dann befreite sie sich aus dem Pfuhl ihrer Gefühle, wischte die klebrige Schuld ab und wehrte sich mit ihrer stillen Liebe gegen alles, was sie wieder schwer machen und hinunterziehen könnte. Dann versuchte sie, sich zu freuen, wie sich eben eine Mutter über

Kinder freut, dann begann sie, jeden winzigen Fortschritt wichtig zu nehmen, jedes kleine Glück zu leben und auf jede neue Erfahrung einzugehen. Bei ihren anderen drei Kindern hatte sie niemals an so etwas gedacht, niemals wäre ihr wohl eingefallen, ihr Herz vor Freude hüpfen zu lassen, als sie plötzlich laufen konnten, und auch wäre es ihr nicht in den Sinn gekommen, die Tage zu zählen, bis endlich die ersten Zähne durch den Kiefer stießen. Wie beseelt dagegen war sie, als sie bei Yasin zwei mickrige Stümpfe entdeckte! Wie angenehm war ihr der Schmerz, als ihr Sohn sie zum ersten Mal in die Finger biss! Da schrie sie glücklich auf und zeigte in den kleinen Mund, denn sie dachte schon, dass er wegen seiner Krankheit keine Zähne bekommen konnte.

Auch beim Laufen war er ein wenig sicherer geworden, wovon ich mich bei meinem nächsten Besuch überzeugen konnte. Er wackelte so wunderbar normal herum und schaute nach jedem seiner zaghaften Schritte mit sichtbarem Stolz zu mir herauf. Ich tat so, als wollte ich ihn fangen und fiel absichtlich der Länge nach hin. Da lachte er und freute sich so, dass er fast keine Luft mehr kriegte, und plötzlich lag er selbst neben mir, weil er über ein Spielzeug stolperte, wir hatten jetzt die gleiche Höhe oder besser Tiefe, krochen auf allen vieren unter den Tisch und blickten uns an. In seinen Augen spiegelte sich leises Glück, sie hatten nichts, aber auch nichts von dieser traurigen Leere, die ich bei den älteren Kindern mit Progerie entdeckt hatte. Wir lagen also dort, genossen die Nähe unseres komischen Augenblicks, und ich dachte: Wie gern würde er nur Kind sein und sonst nichts! Ich konnte es in jedem seiner Blicke sehen. Und doch, sagte mir seine Mutter, selbst beim Laufen wurde er von seiner Krankheit eingeholt. Selbst beim Toben in der Sonne auf der Wiese legte sich ein langer Schatten über sein heiteres Spiel. Denn das Laufen schmerzte ihn, weil die kleinen Füße sehr empfindlich waren und nicht die Hornhaut bildeten, die nötig ist, um für den richtigen Schutz zu sorgen. Oft schrie Yasin auf, auch wenn man ihm nur leicht über die Füßchen strich.

Außerdem hinderten ihn die krummen Zehennägel an einem beschwerdefreien Gehen, weil sie schief nach außen wuchsen und ihm gegen die Schuhe stießen. Sie mussten häufig geschnitten werden, und vor dem Schneiden hockte der kleine Kerl dafür oft eine halbe Stunde in einer heißen Wanne, um sie zum Kürzen aufzuweichen. Einmal war ich dabei, als seine Mutter die Schere ansetzte und ihm die Nägel bearbeitete, und obwohl ich schon viele Kinder schreien hörte, Yasin übertraf sie alle mit seinem lauten Trotz. Ich schaute lange auf seine kleinen Füße, sie waren noch so winzig, dass Meral Sancar in seiner Größe siebzehn keine Schuhe finden konnte, deshalb trug er auch draußen den ganzen Tag bei Wind und Wetter Pantoffel. Dabei schwitzte er so sehr, dass er ständig nasse Socken hatte, und wenn er zu Hause im Wohnzimmer herumlief, erkältete er sich oft, weil der Boden zu kalt war. Das alles musste ich bedenken und schrieb es mir auf, das alles musste ich beachten, wenn Yasin *nur so* lief, wenn er etwas tun wollte, was gewöhnlicher nicht sein konnte.

Alles war so kompliziert und anstrengend, während Yasin ein kleiner Junge wurde, der bewusst sein süßestes Lächeln einsetzte, wo es ihm nur helfen konnte. Lächle und du kriegst deinen Willen, weine und alle stürzen herbei, schreie herum und dein Wille geschehe! Ich habe es oft genug an mir gemerkt und ihm immer gleich nachgegeben, schneller jedenfalls, als ich sonst bei meinen Kindern nachzugeben pflege. Ich spürte: Yasin tastete sich langsam an das Leben heran, prüfte seine Grenzen und setzte häufig die unter Kindern gängigsten Methoden ein, um die Nerven seiner Familie zu testen. Mama, Papa, Brüder, Schwester und manchmal auch mich, alle hatte er im Griff. Er strahlte auf dem Schoß seines Vaters, er nuckelte zufrieden an der Brust seiner Mutter, ließ sich von Ahmet wickeln, warf Mehmet zur allgemeinen Erheiterung in regelmäßigen Abständen Bauklötze an den Kopf, und immer wieder fiel mir auf, dass es ihm besonders seine Schwester Cennet angetan hatte, die stets besorgt um ihren kleinen, kranken Bruder war und ihn mehr hütete als ihre schönste Puppe. Yasin nannte sie auf Türkisch *große Schwester,* was auch für sie eine große Auszeichnung war – ja, man konnte schon sagen, dass sie ihn sehr liebte, obwohl sie auch manchmal sehr traurig wurde, wenn sie wegen ihm ohne Absicht in Vergessenheit geriet und ihre Wünsche nicht wahr werden konnten. Zum Zuckerfest hatte sie noch eine Hose und Stiefel bekommen, als die Fastenzeit der Türken endlich zu Ende war, aber zu Weihnachten kriegte sie nur einen dicken Kuss auf die Wangen. Wir Moslems feiern kein Weihnachten, sagte man ihr, aber verstehen konnte sie es nicht.

Gott und das Gen

Einmal in der Woche ging Yasin mit seiner Mutter in eine Frühfördergruppe. Dort kam er mit Kindern zusammen, die Fehlbildungen verschiedenster Art hatten, vor allem aber geistige Behinderungen, und manchmal zeigte Meral Sancar fast so etwas wie Dankbarkeit dafür, dass sie ein hübsches, waches Kind hatte, einen Jungen mit wunderschönen Augen, und keinen dieser aussichtslosen Pflegefälle, die nicht viel mitbekamen, halbblind waren und bloß noch vor sich hin sabberten. Sie sprach häufig mit mir darüber, sie musste darüber sprechen, weil sie diese großen Unterschiede im Leid von Kindern sehr beschäftigte, und ich sagte ihr, dass es ihr bestimmt nicht nützen würde, Krankheiten miteinander zu vergleichen, wie ich es früher selbst gemacht hatte. Meral Sancar verstand das sehr gut, sie hatte es schon oft genug gespürt, aber die Augen wanderten dann doch wieder von einem Kind zum anderen.

Jedenfalls sagte mir Meral Sancar, dass ihr der Austausch mit den Müttern gut tat, als ich mir einen eigenen Eindruck von der Gruppe verschaffen konnte. Es macht mich gerechter und manchmal auch gelassener, sagte sie. Es half ihr sehr, zu spüren, dass es andere, schwere Schicksale gibt, zu merken, dass sie das Elend dieser Welt nicht für sich allein gepachtet hatte. Wenn sie Kinder sah, die schrille Schreie ausstießen, in der Hocke kauernd wippten und sich verzweifelt an ein Leben klammerten, das oftmals grausam zu ihnen ist.

Kleine, müde Geschöpfe, die versuchten, gegen große Bälle zu treten, oder einfach nur dasaßen, mit der Trostlosigkeit ihrer Motorik, und sich minutenlang anstarrten. Es war für Meral Sancar eine äußerst wichtige Erfahrung, und wie oft, sagte sie mir, hatte sie danach zu Hause ihren Sohn vor Freude zitternd auf die Arme genommen, sich gefreut, dass er so entzückend ist, und dabei an eine alte türkische Weisheit gedacht. Der liebe Gott, heißt es da, holt sich die schönen Kinder zuerst. Weil er sie nur für sich haben will.

Manchmal ließ sie dieser feste Glaube an die Dankbarkeit nicht mehr los. Sicher, fragte sie sich, was gibt es da zu danken, wenn du ein Kind hast, das vermutlich vor dir stirbt? Wenn sie im stillen Gram nicht schlafen konnte und nicht verstand, was dort im Körper ihres Kindes vor sich ging, wieso in ihm das Grauen schlummerte, während er sich liebevoll an seine Mutter kuschelte. Und doch war diese Dankbarkeit für sie wie eine sichere Brücke, die hoch über dem tiefen Abgrund stand, in den sie stets zu stürzen drohte. Sie war für sie ein schwankendes Etwas zwischen Hoffen und Bangen, zwischen Glück und Angst, und dieses Gefühl von Dankbarkeit kannte sie noch von damals, als sie beim Treffen auf der Burg Satzvey all die anderen Kinder mit fortgeschrittener Progerie erblickt hatte und keinen sichtbaren Zusammenhang erkennen wollte zwischen diesen zittrigen, kleinen Greisen und ihrem Sohn. Was soll ich eigentlich hier?, fragte sie sich, ich erinnerte mich noch gut daran, wie laut sie es rief und sie einige Kinder erschreckt anblickten, *was soll ich eigentlich hier*? Danach dankte sie Gott und sträubte sich mit aller Kraft gegen die Vorstellung, dass Yasin eines Tages genauso aussehen könnte wie diese mitleidvollen Launen der Natur.

Sie wollte sich nicht schrecken lassen und vertraute auf die Zeit, die ihr noch blieb, und doch wusste sie im Kreise dieser Kinder, dass sie jeden Tag dafür loben musste, an dem ihr Sohn so herrlich normal aussah. Wenn sie ihre Augen schloss, erschien ihr Yasin immer als der nette Kerl, den sie kannte und auch nur kennen wollte. Sie verbarg ihre Angst hinter der Dankbarkeit, sie flüchtete in die Wärme ihrer Liebe. Nenne es Gott oder wie auch immer, sagte sie mir, als sie meine Zweifel spürte, und sie war nur froh, dass ihre schweren Träume *noch* nicht reichten, um sie für immer in die Dunkelheit zu zerren. Noch hatte sie den Glauben, dass alles gut werden könnte, noch wollte sie die Furcht verdrängen, die ihr den Hals zuschnürte. Aber sie wusste genauso gut wie ich, es war bloß eine Frage der Zeit, bis die Zukunft sie einholen würde.

13. Januar 2003

Es ist halb elf Uhr abends und oben klopft wieder der Nachbar herum. Er verlegt ein neues Parkett und denkt gar nicht daran, die Ruhezeiten einzuhalten. Es ist ein fürchterlicher Krach, manchmal klingt es so, als ließen sie etwas Schweres über den Boden rollen. Ich drehe noch durch, sagt Meral Sancar, als sie mich anruft, ihre Kinder können nicht schlafen, sie kann nicht schlafen, und ihr Mann raucht eine Zigarette nach der anderen. Dabei muss er morgen früh um halb fünf raus. Sie erzählt mir, dass sie Mehmet hochgeschickt hat. Im Hausflur hört sie, wie er von dem Nachbarn angebrüllt wird, dass er verschwinden soll. Als sich Meral Sancar bei der Polizei meldet, sagt man ihr, sie müsse sich bei der Hausverwaltung beschweren. Dafür kommen wir nicht raus, sagt ihr ein Wachtmeister. Außerdem sei Meral Sancar ja dafür bekannt, dass sie sich immer aufrege und ständig bei der Wache anrufe. Schöne Polizei ist das, sagt sie und fragt mich, ob sie nur nicht kommen, weil sie Türken sind. Ich drücke mich vor einer Antwort. Cennet ist völlig verstört und zuckt bei jedem Hammerschlag von oben zusammen. Mama, wann hören die endlich auf zu klopfen?, fragt sie ängstlich. Yasin hat zum Schlafen die einzige weitgehend ruhige Ecke in der Wohnung bekommen und kriegt das meiste nicht mit. Gegen elf hört der Lärm endlich auf, in der Nacht macht Meral Sancar kein Auge zu, sagt sie mir später. Ali Sancar will zur Hausverwaltung gehen und sich beschweren. Ich weiß nicht, ob das was nützt, sagt seine Frau.

29. Januar 2003

Es gibt große Neuigkeiten, sagt Thorsten Marquardt, als wir zu ihm nach Münster in die Klinik kommen. Er wirkt ein wenig ungeduldig, fast schon aufgeregt, und drängt darauf, uns die Nachricht mitzuteilen. In Venezuela hat man bei einem Kind mit Progerie die Erbinformationen untersucht und dabei entdeckt, dass ein bestimmtes Chromosom verändert war. Das ist das erste Mal, sagt Thorsten Marquardt, dass eine Veränderung an den Chromosomen festgestellt wurde. Er will die gleiche Untersuchung bei Yasin vornehmen, denn während auf so einer langen Reihe von dreiundzwanzig Chromosomen dreißigtausend Gene liegen, sind es in dem Bereich der gefundenen Stelle nur noch zweihundert Gene, die für die Abweichung in Frage kommen. Somit könnte die Wahrscheinlichkeit größer werden, unter dieser einigermaßen kleinen Anzahl eines Tages doch den Grund der Progerie herauszufinden. Das wäre eine kleine Sensation, sagt der Arzt und kann es kaum noch erwarten, Yasin das Blut für den Test abzunehmen.

Thorsten Marquardt malt wieder einmal ein Männchen auf die Papierunterlage der Liege. Wir sitzen davor und schauen ihm zu, auch Yasin bleibt noch ruhig. Das ist der Arbeiter, sagt er, den kennen Sie ja noch vom letzten Mal. Er will mit seinem Schraubenschlüssel am Fließband die Zuckerketten zusammenbauen. Wir nicken und geben uns sichtlich Mühe, den Arzt zu verstehen. Die Frage ist jetzt, fährt Thorsten Marquardt fort, kann man etwas hinter dem Arbeiter aufs Fließband legen, wenn die Kette durchgebrochen ist und nicht mehr richtig funktioniert? Wenn etwas nicht mehr stimmt im Räderwerk des Menschen? Wenn die Natur so schwer gestört ist wie bei der Progerie? Meral Sancar atmet tief ein, versucht ein schwaches Lächeln und schweigt Thorsten Marquardt müde an. Ich sage auch nichts, und Yasin zupft so hartnäckig am Kabel des Computers, dass die Maus auf den Boden fällt. Zwischendurch schreit er sehr viel, denn er weiß genau, immer wenn er hier im Krankenhaus ist, tut man ihm irgendwann weh. Da kann der freundliche Mann vor ihm noch so begeistert von kleinen Arbeitern erzählen, denen der Schraubenschlüssel aus den Fingern fällt. Und richtig! Wie auf Kommando kommt Thorsten Marquardt mit seinen Spritzen und Röhrchen und will ihm Blut abnehmen. Er schiebt ihm eine kleine Nadel in den Handrücken, Yasin brüllt wie am Spieß, der Arzt ist ganz vorsichtig und versucht ihn zu trösten. Er zieht an einer Spieluhr, aber bei dem Geschrei kann man nichts von der leisen Melodie hören. Als die Röhrchen endlich voll sind, schickt er sie sofort ins Labor. In vier Wochen wird das Ergebnis feststehen.

Yasin wird weiter untersucht. Seine Mutter zieht ihn nackt aus, an seinem Hals hängt ein kleiner Lederriemen mit einem kleinen, schwarzen Täschchen, in dem ein winziger Koran steckt. Ein Geschenk seines Onkels, das ihm Glück und Gottes Segen bringen soll. Yasin ist jetzt zwanzig Monate alt, misst vierundsiebzig Zentimeter und wiegt siebentausendachthundertzehn Gramm, damit ist er um sechzig Gramm leichter als vor acht Wochen. Übergibt sich Yasin immer noch so oft?, fragt Thorsten Marquardt, seine Mutter verneint, und der Arzt schreibt ihr eine Überweisung für die Diätberatung. Langsam tastet er die Haut des Jungen ab, sie wird immer lederner, außerdem weist sie weitere hellbraune Flecken auf. Als Yasin wieder laut schreit, nutzt Thorsten Marquardt die Gunst des Augenblicks und schaut ihm in den Mund. Hinten rechts kommt endlich ein Backenzahn, vorne hat er zwei kleine Hauer. »Sehen Sie«, sagt der Arzt und schaut mich herausfordernd an, »das passt wie so vieles bei der Progerie nicht zusammen. Da soll ein Kind schneller älter werden und kriegt doch so spät seine ersten Zähne.« Ich nicke, schreibe den Satz auf und unterstreiche ihn mir. Das passt wirklich nicht, denke ich und bin mal wieder genauso schlau wie vorher.

Zum Abschied hat Meral Sancar noch was Wichtiges auf dem Herzen. Sie will Yasin demnächst beschneiden lassen, am liebsten ohne Narkose. Nach ihrem Glauben muss er es spüren, wenn die Vorhaut eingeschnitten wird. Thorsten Marquardt ist dagegen, wenn Sie ihm das schon zumuten wollen, sagt er, dann bitte schön nur mit Betäubung. Am besten hier bei uns in der Klinik. Er notiert es sich. Ich werde Ihnen einen Termin dafür geben, sagt er. Allerdings wird er diesen Eingriff medizinisch begründen müssen. Wahrscheinlich wird deshalb Phimose, eine häufig vorkommende Vorhautverengung bei Kindern, als Diagnose auf dem Einweisungsschein stehen. Ich werde es so angeben müssen, sagt er. Außerdem möchte er Meral Sancar ihre kleinen, kulturellen Rituale so weit es geht ermöglichen. Als wir den Untersuchungsraum verlassen, sagt sie: Sie sind wirklich ein wunderbarer Arzt.

Wir gehen über einen langen, hellen Flur des Krankenhauses, Ebene nulldrei West, Zimmer achthundertdreizehn steht auf einem Schild. In der Diätküche des Klinikums fragt eine junge Mitarbeiterin Meral Sancar nach den Ernährungsgewohnheiten ihres dürren Sohnes. Morgens Griesbrei, sagt sie, mittags Suppe oder Eintopf, nachmittags ein wenig Fleischbrühe, Karotten oder Kartoffeln. Abends wird er zu den Großen an den Tisch gesetzt und soll dort Appetit bekommen. Kriegt er aber nicht, sagt Meral Sancar, auch wenn wir manchmal ein, zwei Stunden dasitzen und sich keiner traut aufzustehen, bevor Yasin nicht ein paar Happen gegessen hat. Ich habe es selbst erlebt, wie wir alle auf den Stühlen klebten und ihm voller Hoffnung auf den Mund guckten. Nun schluck doch endlich, dachte ich, schluck es herunter, und ich kannte es nur gut von meinem kranken Kind. Jeder Bissen, der im Magen landete, war für uns ein großes Glück.

Aber Yasin lutscht oft nur gelangweilt an einem Hühnerbein herum, wenn er das Fleisch in den Mund bekommt, spuckt er es gleich wieder aus. Und dann die Brust, sagt Meral Sancar, immer wieder bekommt er die Brust! Sie weiß gar nicht, ob er da überhaupt noch etwas heraussaugen kann. Doch wenn er so sehnsüchtig daran herumzerrt, kann sie einfach nicht nein sagen. Ihr Sohn braucht mehr Fett, meint die Diätberaterin, versuchen Sie es mit ein bisschen Rapsöl im Brei, im Tee und in der Suppe. Darüber hinaus rät sie dazu, statt Zucker Traubenzucker und eine pulverisierte Nahrungsergänzung zu nehmen. Anne, Anne, brabbelt Yasin und spielt mit den vielen Eimern in der Küche. Anne, seine Mutter, soll ihn nehmen und gehen! Er will jetzt raus, nur noch raus, er wirkt erschöpft und ist sogar zu müde zum Schreien. Wir gehen, für heute reicht es auch uns mit dem Krankenhaus.

14. Februar 2003

Mehmet hat die Lehrstelle nicht bekommen und Meral Sancar weinte Rotz und Wasser. Vor Wut, sagt sie mir. Sie kann nicht verstehen, warum sie ihn nicht genommen haben. Er ist nicht neugierig genug, sagte man ihm, er hätte mehr fragen sollen. Wie soll er mehr fragen, wenn er nichts weiß von dieser Arbeit?, wundert sich Meral Sancar. Sie hätte so gern eine Sorge weniger, aber es werden immer mehr. Yasin schwitzt sehr stark und muss von der neuen Zusatznahrung ständig würgen. Alles, was reinkommt, will wieder heraus. Seine Mutter lässt das Pulver weg und versucht, ihn an das normale Essen zu gewöhnen. Am letzten Dienstag war Opferfest, und sie haben mit ein paar Freunden einen Hammel gegrillt, erzählt sie. Gott hat zu Abraham gesagt, gib mir das Liebste, was du hast, und dieser alte Mann wollte ihm seinen eigenen Sohn geben. Der Himmel schickte ihm stattdessen einen Hammel, aber manchmal ist unser Hammel auch ein Kamel, sagt Meral Sancar nicht ganz ernst. Hauptsache opfern! Auch Abraham heißt bei uns Moslems anders, aber der Wille bleibt der gleiche. Das Liebste, was du hast! Diese Vorstellung hat sie sehr traurig gemacht.

21. März 2003

Gestern Morgen hat der Irakkrieg begonnen. Der spinnt doch, der Bush, sagt Meral Sancar, die Moslems werden sich das nicht gefallen lassen. Bomben, nichts als Bomben! Gerade eben kommt die Nachricht, dass die Amerikaner die Türkei überfliegen dürfen. Das ist ein Angriff auf unseren Glauben, ruft sie, die wollen unseren Gott töten, aber er wird sich rächen. Und dann die armen Kinder! Der Bush weiß nichts darüber, wie die dort leben. War der überhaupt schon mal weiter weg als Amerika?, fragt Meral Sancar, starrt in den Fernseher und schüttet mir eine Tasse Tee ein. Wir frühstücken zusammen, während sie weiter über den Krieg schimpft und Yasin friedlich vor unseren Füßen spielt. Sie hat einen Sender eingeschaltet, der »Sky turk« heißt, es schnarrt im Ton und rauscht im Bild, aber sie ist froh, dass sie die Nachrichten über eine Schüssel auf dem Balkon empfangen kann. Alle sind bekloppt geworden, sagt Meral Sancar und wischt Yasin den Schleim von der Nase. Draußen ist es hell und bunt, der Frühling kommt mit aller milden Macht, aber der kleine Junge wirkt so, als wäre es tiefster Winter. Er ist verschnupft, er ächzt beim Luftholen, und in der letzten Nacht hat er einen festen, gelben Sud ausgebrochen. Immer und immer wieder. Auch beim Essen verschluckt er sich ständig, dann kommt ihm alles aus der Nase heraus.

Yasins Großmutter ist aus der Türkei gekommen. Sie betritt das Zimmer und begrüßt mich freundlich. Sie kann kaum Deutsch, trägt ein Kopftuch und ein langes Kleid und nimmt ihren schnaufenden Enkel auf den Arm. Nach kurzer Zeit will er wieder herunter, sie ist ihm noch ein wenig fremd, er muss sich erst an sie gewöhnen. Ich brauche auch erst meine Zeit mit ihr, sagt Meral Sancar, als ihre Mutter wieder hinausgeht. Obwohl sie sich freut über ihren Besuch, ist alles noch enger geworden. Sie schläft in Cennets Zimmer, es sieht ziemlich verwüstet aus, und kaum war sie da, gab es schon wieder Streit. Vorwürfe, nichts als Vorwürfe! Als es ihr zu viel wurde, hat Meral Sancar ihr aus Trotz Bilder von älteren Kindern mit Progerie gezeigt. Ich wollte sie weich machen, sagte sie mir, ich wollte ihr mit aller Härte zeigen, was uns bevorsteht. Schau hin, rief sie, schau ganz genau hin! So wird Yasin auch einmal aussehen, und ihre Mutter fing an zu weinen. Anschließend schwieg sie lange, dann sagte sie zu ihrer Tochter: Tut mir Leid. Und Meral Sancar schrie: Tut dir

Leid? Tut dir Leid? Mein Kind tut mir Leid! Aber dann betete sie wenig später und flehte: Lieber Gott, hilf mir, dass ich meine Mutter nicht kränke.

Am Nachmittag gehen wir in ein Café. Yasin matscht auf einem Kinderstuhl mit Brot und Kakao herum. Plötzlich kommt ein kleiner Junge auf ihn zugewackelt. Seine besorgte Mutter gleich hinterher. Sie schaut verstohlen auf Yasins kahle Stellen am Kopf, man merkt, wie sie denkt und denkt, aber nicht fragt. Nur, wie er heißt und wie alt er ist, möchte sie wissen. Yasin will raus aus seinem Stuhl, aller Welt zeigen, dass er jetzt auch laufen kann. Ich hebe ihn auf den Boden, aber als er neben dem Jungen steht, ist er abwartend und schüchtern. Er hat kaum Kontakt zu anderen Kindern, keinen zum Spielen, keinen zum Kuscheln, keinen zum Streiten. Wir sind für ihn da, sagt Meral Sancar mir immer, das muss reichen, und obwohl ich anders darüber denke, habe ich ihr niemals ernsthaft widersprochen.

Mein Sohn heißt Manuel und ist ein Jahr alt!, ruft die Mutter stolz. Ich betrachte sie über meinen Kuchen hinweg. Jetzt ist ihr Gucken schon kein Gucken mehr, sondern rücksichtsloses Glotzen. Wie die Mütter im Kaufhaus, beim Bäcker oder Kinderarzt. Also, Manuel ist eins und Yasin fast zwei, und trotzdem ist er viel kleiner als der andere Junge. Manuel trippelt unter den Tisch, Yasin folgt ihm, und die Mutter glotzt und glotzt. Wenn sie wenigstens fragen würde! So ist das immer, sagt Meral Sancar, sie selbst schweigt auch lieber, als über etwas zu reden, was andere sowieso nicht verstehen würden. Nicht verstehen können. Yasin jedenfalls freut sich über Manuel. Irgendwann will er ihm ins Gesicht greifen, vor Schreck fällt Manuel um. So was tut man aber nicht!, ruft die Mutter entsetzt und nimmt ihren Sohn sofort weg. Yasin muss wieder an unserem Tisch sitzen und schmeißt wütend seinen Kakao um. Auf dem Boden des Cafés liegt ein süßer, brauner See. Meral Sancar nimmt ein paar Servietten, um alles wegzuwischen.

Zu Hause wartete die Trauer. Sie lauerte, als hätte sie nur darauf gewartet, alles zu vernichten, das nicht stark genug war, dem Schicksal zu trotzen. Sie schlich sich in die Wohnung, wurde zu einer großen, schweren Melancholie, die sich dumpf über die Familie legte, und jeder versuchte mit seinen eigenen Mitteln, mit ihr fertig zu werden. Wie oft konnte ich mich bei meinen Besuchen davon überzeugen, wenn ich mit den besten Absichten kam, mit Yasin spielen wollte, wie ein heiserer Esel krächzte oder alberne Grimassen zog, doch all das half dann nichts, was sonst schon mal für Heiterkeiten sorgen konnte. Es war so, glaubte ich, als hätte sich die Familie untereinander abgesprochen, wenn sie traurig sein wollte. Als hätte es ihre Nähe, ihre Gastfreundschaft, die ich so sehr an ihnen schätzte, vorher niemals gegeben. Als wäre ihr Trübsinn ansteckend und würde in seiner stummen Gier einen nach dem anderen packen. Lass uns bitte zufrieden, wir wollen jetzt traurig sein!

Aber ich kannte das ja nur zu gut von der Krankheit meines Kindes und hörte mit meinen tölpelhaften Versuchen auf, Yasin mit einem schrägen Kopfstand zum Lachen zu bringen. Ich wusste von mir selbst, sei ruhig traurig, wenn du traurig sein willst, du hast ein Recht darauf, denn Trauer kann auch ein neuer Anfang sein. Mein Sohn und ich hatten früher manchmal stundenlang geschwiegen, schauten uns in die Augen, dachten uns die Welt weg und besonders seinen verfluchten Krebs. Wir waren traurig und schwiegen. Er konnte zwar mit seinen drei Jahren nicht alle Worte um ihn herum verstehen, doch ich war davon überzeugt, dass er stets wusste, wie es um ihn stand. Auch er brauchte seine Traurigkeit, wie sie jetzt Yasin brauchte, und eines Tages nahm er einen Stift zur Hand und malte mit großen Kringeln einen langen, schwarzen Tunnel. Es war drei Wochen vor seinem Tod.

Daran musste ich denken, wenn die Sancars unter der Last ihrer Ängste klagten, obwohl sie stark sein wollten, und war sehr besorgt, wenn ihre Melancholie in kalte Wut umschlug und sie sich gegenseitig mit harten Worten rauften, eine kalte, berechenbare Wut, die am Ende jedes Streites stets dieselbe Frage offen ließ: *Warum gerade wir?* Warum nicht der Nachbar von oben? Was haben wir getan, dass es uns getroffen hat? Natürlich bekamen sie keine Antwort darauf, sie erwarteten sie auch gar nicht, denn sie wussten, dass es auch für sie keinen Anspruch auf Gerechtigkeit gibt. Sie wollten eigentlich nur ihr Leben in den Griff bekommen. Sie wollten ihre Zukunft verjagen und sich nicht auf irgendeinen leicht dahingesagten Trost verlassen. Kopf hoch! Wird schon wieder! Halb so schlimm! Sie wollten sich herauszwängen aus dem engen Korsett ihrer Bedrohung, doch je häufiger sie sich darum bemühten, desto stärker wurden sie eingeschnürt von ihrer eigenen Angst.

Dabei drängten sie sich stets zur Hast, weil ihnen Yasin tagtäglich vormachte, was es heißt, nur einen gewissen Vorrat an Zeit zu haben. Er zeigte ihnen den Weg durch das Morgen, einen schmalen Weg, der steinig war und steil, er kletterte mit ihnen über einen Grat der Ungewissheit, und manchmal verloren sie dabei alle den Boden unter den Füßen. Doch der Vater schwieg, auch wenn es nichts zu schweigen gab, Mehmet kam nächtelang nicht nach Hause, Ahmet stopfte mehr in sich hinein, als ihm gut tun konnte, die Mutter glaubte, von ihrem Kummer zerfressen zu werden, und

Cennet weinte viele Tränen in die Kissen, weil man in der Hektik der Ereignisse oft ihre kleinen Wünsche übersah. Und Yasin schließlich wuchs auf wie ein Kind, das manchmal wirkte, als wenn ihn dies alles gar nichts anging. Wie ein Junge, der sich wunderte, dass die meisten in seiner Nähe nicht ganz normal waren. Wer aber sollte ihm das wohl übel nehmen?

Yasin ließ uns lärmen und wichtig nehmen, wenn wir mal wieder alle zusammen saßen und in der Betrachtung seiner Krankheit nicht weiterkamen, und manchmal wirkte er so, als beobachtete er uns mit großer Gelassenheit aus seinen Augenwinkeln heraus. Mit einem abgeklärten Lächeln und oft auch aus einer einzigartigen Überlegenheit heraus: Macht ihr mal, ihr hektischen Menschen, ich nehme mir die Zeit, weil ich nicht viel davon haben werde. Ich muss die Momente gewissenhafter fühlen als ihr, damit meine Minuten zu kleinen Ewigkeiten werden können. Dabei schien er in einem geschlossenen Kosmos zu sitzen, in den Erwachsene keinen Zutritt hatten. Er hockte ernst, ruhig und glücklich auf einem kleinen Stern und ließ sich durch seine Galaxien gleiten, in denen jedes Spielen heilig war. Wie oft erinnerte er mich an meinen Sohn, auch er war ein krankes Kind und erlaubte sich seine Fluchten, auch er musste sich zurückziehen, wenn er fühlte, dass ihm alles zu viel wurde und wir es mal wieder nur gut mit ihm meinten. In solchen Fällen, die immer häufiger wurden, rollte Yasin aufgeregt seine Augäpfel, und manchmal, wenn man ihm zu nahe kam in seiner Abgeschiedenheit, verdüsterte sich seine Miene gelegentlich zu einer sichtbaren Drohung, die jedem deutlich machen sollte, dass er jetzt seinen Willen haben wollte. Seine Mutter kannte das ganz genau, sie wusste seine Stimmungen einzuschätzen und versuchte, Verständnis aufzubringen für jede seiner Regungen. Sie tröstete ihn, wenn Wut hochkam, sie ermunterte ihn, wenn er traurig in der Ecke saß, und ließ ihn in seiner kleinen Einsamkeit hocken, wenn sie merkte, dass er sich zurückziehen wollte.

Wenn Yasin es nicht wollte, hatten die anderen auch keinen Zutritt in seine kindliche Geschlossenheit, und er stellte sich gern jedem in den Weg, der mit Gewalt in seine kleine Welt eindringen wollte. Er konnte so wunderbar streng ausschauen, wenn es wirklich einer wagen wollte, seine Kreise zu stören, und wenn ich ihn mit einem missglückten Handstand überraschen wollte, war es möglich, dass er dabei keine Miene verzog. Dann ließ ich ihn lieber dort, wo er war, es hatte keinen Sinn, ihn zu irgendetwas zu drängen, denn was er nicht wollte, das wollte er nicht. Punkt und aus! Vor allem Gaffer konnte er nicht leiden, und Meral Sancar war sich sicher, dass er fühlte wie sie, wenn er ihr dummes Glotzen mit seinem frechen Selbstbewusstsein ignorierte. In solchen Augenblicken war seine Mutter richtig stolz auf ihn, lass dir bloß nichts gefallen, mein Schatz, dachte sie dann, weil sie dabei an sich selbst erinnert wurde. Deshalb ließ sie ihn in seiner Entlegenheit und freute sich über seine gute Möglichkeit, der Welt auch mal den Rücken zu kehren. Er braucht seine Besinnung, sagte sie, dort muss er sich erholen für alles, was ihn noch erwartet, und schließlich war sie davon überzeugt, dass er da draußen sowieso nicht allzu viel verpassen würde.

Denn da draußen nahm dieser Wahnsinn, der sich Leben nannte, seinen Lauf, und Yasin konnte noch am wenigsten etwas daran ändern. Seine Eltern erstickten in Arbeit, sie hasteten sich durch ihre Sorgen, plagten sich wegen der Schulden, und nur selten konnten sie innehalten, um sich endlich selbst einmal Zeit zu nehmen. So oft ich sie sah, stellte ich fest, dass sie keine Ruhe fanden, und ich dachte: Eigentlich kann das nicht gut gehen. Ständig wischten sie den ausgewürgten Brei von Yasin weg, immer öfter liefen sie zum Arzt, jeden Monat mussten sie sehen, wie sie über die Runden kamen, und die Nerven lagen schon sehr blank, als der laute Nachbar von oben manchmal noch lauter wurde. Erst vor kurzem hatte er der Hausverwaltung einen Brief geschrieben. Meral Sancar zeigte ihn mir, und was ich dort las, machte mich genauso wütend wie sie. »Mit Frau Sancar kann man einfach kein Gespräch führen«, schrieb er, »sie brüllt sofort los wie eine hysterische Furie. Wenn sich das Ehepaar streitet, schreit es so, dass ich glaube, daneben zu stehen.« Und der Kinderwagen im Hausflur blockiert den Lichtschalter. Und die Kinder kommen mit verschmutzten Schuhen den Hausflur hoch. Und die gelben Säcke werden auf dem Balkon gelagert, was bei Wärme viele Fliegen anlockt. Und die Geruchsbelästigung ist unerträglich. Und der Hausflur wird von der kleinen Tochter als Spielplatz benutzt. Und das jüngste Kind der Familie plärrt Tag und Nacht. Und, und, und. Dann schrieb er noch etwas ganz besonders Hässliches, und als ich es las, hätte ich ihm danach am liebsten die Tür eingetreten. »Seit der Geburt ihres vierten Kindes«, stand da, »scheint Frau Sancar völlig überlastet zu sein.« Das war ein Satz, wie er nicht scheußlicher hätte geschrieben werden können.

Als ich ihr den Brief zurückgab und ihr versprach, der Hausverwaltung zu schreiben und mich über den Nachbarn zu beschweren, sagte sie mir müde etwas, an das ich noch lange denken musste: »Ich wünsche mir nur noch Frieden«, sagte sie, »viele wollen einen langen Urlaub, ein großes Haus, ein tolles Auto, ein schönes Segelboot, ich wünsche mir nur Frieden, endlich Frieden. Für mich und meine Kinder. Für mich und meinen kranken Sohn.« Dabei schaute sie im Fernsehen zu, wie im Süden des Iraks schwere Panzer durch den Staub der Wüste nach Bagdad rollten. Dort war Krieg und in ihrem Innern tobte die Schlacht der Gefühle.

2. April 2003

In ein paar Tagen soll Yasin beschnitten werden. Ich will es jetzt machen, wenn er noch jung ist, sagt Meral Sancar, er soll keine so starken Schmerzen haben. Thorsten Marquardt hat sie angerufen und ihr den Termin mitgeteilt. Er spricht auch mit mir darüber, und ich spüre, wie sehr ihn dieser Eingriff beschäftigt. Von einer Betäubung habe ich sie nicht mehr überzeugen müssen, sagt er mir, sie sieht ein, dass es das Beste ist für ihr Kind. Aber als sie hörte, dass ein christlicher Arzt den Eingriff in Münster machen will, zeigt sie sich sehr aufgebracht. Ich frage bei Meral Sancar nach und erfahre, dass sie sich bei einem moslemischen Priester erkundigt hat, ob Christen auch eine Beschneidung vornehmen dürfen. Ja, sagte ihr der Priester, auch Christen dürfen das. Erst dann ist sie beruhigt.

Ihre Mutter ist wieder weg, zurück in die Türkei. Ich darf es ja eigentlich nicht zugeben, sagt mir Meral Sancar am Telefon, aber ich bin froh. Zum Abschied weinte die Mutter und hat ihre Tochter fest gedrückt. Gesagt hat sie nichts, und Meral Sancar versuchte, erst gar keine Schwermut aufkommen zu lassen. Lass es dir gut gehen, Mama, sagte sie, und denke nicht an uns. Ihre Mutter nahm es wohl wörtlich, denn bisher hat sie nicht einmal angerufen, um mitzuteilen, ob sie wohlbehalten gelandet ist. Lass es dir gut gehen, Mama, und denke nicht an uns. Sie kann es nicht ernst gemeint haben, bei ihren vielen Sorgen. Und immer kommen neue hinzu. Mehmet ist ausgerissen! Er war von Sonntag bis

Donnerstag spurlos verschwunden, und als er wieder auftauchte, blieb er stumm, so sehr ihn seine Mutter auch ausfragte. Sie bekam fast nichts aus ihm heraus, er sagt nur, dass er nichts zu tun haben will mit diesem Mann, den manche seinen Vater nennen. Beim Jugendamt hat Meral Sancar eine Vollmacht für einen Betreuer unterschrieben, sagt sie mir und bricht in Tränen aus. Sie darf nicht vergessen, dass sie vier Kinder hat und nicht nur ihren kranken Yasin. Sie alle brauchen eine Mutter, sagt sie.

Jetzt erst recht!

Die Worte schwebten herunter wie aus heiterem Himmel. Sie hatten eine große Leichtigkeit, klangen durchsichtig, zart und wirkten doch sehr schwer auf mich. Zwar trafen sie mich nicht unerwartet bei einer türkischen Familie, aber als ich sie hörte, unterbrach ich sogar eine meiner liebsten Beschäftigungen während meiner Besuche bei den Sancars. Ich legte meine Gabel weg, mit der ich ihnen beim Verzehren ihres wunderbaren Salates half, und kramte meinen Block hervor. Meral Sancar machte einen sehr nachdenklichen Eindruck, als ich ihre Sätze aufzuschreiben begann, und weil sie fast schleppend nach den Worten suchte, war für mich das Festhalten ihrer Gedanken nicht sehr schwierig. Ich war überrascht über ihre klare Aussage, von der Bestimmtheit ihrer Sätze, und sie sagte sie so, dass sie keinen Widerspruch zuließen. »Wir brauchen unseren Stolz«, sagte Meral Sancar. »Wir können uns nicht aufgeben, wir brauchen unsere Würde, gerade jetzt, wo das Schicksal gegen uns ist. Gerade deshalb müssen wir kämpfen, wie jeder Türke um seine Ehre kämpfen würde, wie jeder, den das Leben mit seinem Unrecht fast beleidigt. Wir müssen aufrecht gehen, denn mein kleiner Junge zeigt mir täglich, was es heißt, stark zu sein. Er zeigt mir, nicht zu jammern und tapfer zu sein.«

Dann küsste sie Yasin auf die Stirn und hob ihm ein Stück Schafskäse auf, an dem er wieder nur lutschte, statt es zur Freude seiner Mutter herunterzuschlucken. Ich saß da und schwieg. Ich dachte, wie gern hätte ich jetzt gewusst, was der kleine Junge zu diesen Worten sagen würde, aber er blieb stumm wie immer. Er lächelte, verzog seinen Mund, sprach mit seinen Augen, und obwohl mich die Erkenntnisse von Meral Sancar außerordentlich verblüfften, störte es mich schon, dass ich stets auf sie angewiesen war, wenn es um das Einschätzen von Liebe, Ehre und Gefühle ging. Außerdem dachte ich, wie merkwürdig es doch war, dass auch so eine schwere Krankheit es nicht schaffte, eine Familie zusammenzuschweißen. Das Leid gemeinsam zu ertragen, weil es dann vielleicht für jeden etwas einfacher sein könnte. Aber das Gegenteil war der Fall, jeder musste sehen, wie er mit seinem stillen Kummer zurechtkam, und schon gar nicht hatten sie die Zeit, um sich gegenseitig zu trösten. *Zeit! Zeit! Zeit!* Da war sie wieder, die Zeit, von der Yasin so wenig haben sollte! Sie konnten sie sich nicht nehmen und sie so verschwenderisch ausbreiten, wie sie es bei ihrem kranken Jungen versuchten. Hier, Yasin, nimm dir die Zeit, lerne spielen, fühlen, greifen und mache jeden Moment wichtig für dich. Genieße deine Stunden, selbst wenn du sie mit einem blöden Trickfilm vor dem Fernseher verbringst. Lache, weine, schreie, schweige und probier dein kleines Leben aus. Nimm dir die Zeit! Du kannst es, wir nicht!

Alle anderen hatten sie nicht, die Zeit hetzte ihnen davon, sie holte sie ein, sie trieb sie zur Eile, und nur manchmal waren sie so abgelenkt, dass sie dadurch auch ihre Angst verdrängten. Ich will Ruhe, sagte Meral Sancar wie so oft, nur Ruhe, doch schon wieder sprang sie auf, um einen Lappen aus der Küche zu holen, weil Yasin den Schafskäse auf den Teppich gespuckt hatte. Hast, immer nur Hast, jeder hastete anders in dieser Familie, doch was das Schlimmste war: Keiner von ihnen gelangte durch ihre Hast in ein Vergessen, das ihnen gut tun könnte. Doch wie sollten sie auch, wenn sie Yasin täglich sahen und hilflos zusehen mussten, wie ihn die Zeit veränderte und bei ihm aus Wochen Tage wurden?

Bei jedem unserer Treffen wurde es mir klarer: Das vor allem war ihnen unerträglich, dieses Ausgeliefertsein, diese Ratlosigkeit und Überforderung, doch wie zum Trotz trugen sie dabei diesen Stolz vor sich her, der ihnen eigentlich gar nicht erlaubte, ein schwer krankes Kind zu haben. *Jetzt erst recht!* Einen Stolz, wie ihn wohl nur Türken haben können, für die Familienehre mehr als nur irgendein Begriff ist, einen Stolz mit allen Konsequenzen, einen Stolz, den man gegen jede Klatschsucht verteidigt, und selbst bei Yasin konnte ich bereits so etwas wie überheblichen Starrsinn entdecken, der jeden vor einem falschen Wort oder einem krummen Blick zu warnen schien. Er war zwar krank und alle konnten es immer mehr sehen, doch das hieß noch lange nicht, dass er sich in feiger Vorsicht ergab. Von wegen! Er stand da auf seinen kleinen wackligen Beinen, er trotzte der Neugier mit der Hartnäckigkeit seiner großen Augen, er wirkte selbstbewusster, je kränker er wurde, und er schöpfte aus jedem kleinen Fortschritt Kraft, wo er nur konnte.

Er hatte die Zeit und nahm sie sich. Auch wenn sie um ihn herum alle verrückt spielten und ihn manchmal zum Argwohn mahnten. Er lebte seine Hoffnung, seinen Eifer, seine Freude am täglichen Entdecken, und keiner durfte ihn dabei stören, wenn er sich in seine kleine Welt verkroch. Wenn er wissen wollte, wie man mit schiefen Fingern greift, wenn er Geschicklichkeit erfahren wollte und er sich immer wieder mit mir daran versuchte, einen hohen Turm aus Bauklötzen zu bauen, um ihn dann nach jedem Einsturz mit türkischem Brabbeln zu beschimpfen. Wie sehr lachten wir darüber, nachdem alles zusammengekracht war, wie sehr kicherten wir, wenn der Neuaufbau begann, und in seinem Ernst spürten wir auch immer seine Freude. Yasin wollte die Zeit, heute, hier, und keine Minute später, er konnte sie nicht mit irgendeinem Kram vergeuden. Er gierte nach Dasein und danach, die Dinge mit seiner strengen Art und Weise einzuordnen, und wer sich, wie ich, selbst nur mal die Zeit nahm, ihn länger zu betrachten, konnte bei ihm eine abgeklärte Lässigkeit feststellen, die so ungewöhnlich war wie seine Krankheit. Er verhielt sich sehr erwachsen und nichts an seinem Verhalten wirkte mehr kindlich. Er schaute immer angestrengt auf das, was er tat, er betrachtete verwundert seine Hände, wenn sie ihm nicht gehorchten, er probierte sich aus, versuchte sich in ungewohnten Bewegungen und überließ kaum etwas dem Zufall. Ich hatte das Gefühl, spätestens beim Spielen hörte für ihn der Spaß auf. Auch das kannte ich von meinem Kind.

Es war Mittag, wir aßen immer noch, und als Yasins Vater von der Arbeit kam, setzte er sich zu uns an den Tisch. Papa hier! Papa da! Er wurde in großem Überschwang von seinem Sohn begrüßt, und obwohl Ali Sancar starken Hunger und es wieder eilig hatte, war an Essen nicht zu denken. Zuerst musste er runter zu seinem Sohn auf den Boden, sie legten sich gemeinsam auf den Boden und krochen dort unter dem Tisch mit einer Begeisterung herum, die normalerweise keinem türkischen Mann in dieser Haltung einfallen würde. Ich war jetzt natürlich als Esel abgemeldet und sah mir ihr rührendes Schauspiel zu unseren Füßen an. Sein Vater bückte sich, nahm Yasin auf den Rücken, blökte dabei wie ein freundlicher Hammel und versuchte, alles um ihn herum zu vergessen. Natürlich gelang ihm das nicht, und selbstverständlich war er sich auch ein wenig dieser freiwilligen Erniedrigung bewusst, doch was machte Ali Sancar nicht alles, um seinem ernsten, kranken Sohn ein kleines Lächeln abzugewinnen. Dafür ging selbst ein stolzer Mann wie er auf die Knie, um das sanfte Glück zu spüren und die warme Nähe eines Sohnes zu genießen, der doch jetzt so ganz anders war, als er ihn sich vorgestellt hatte. Er sah ihn oft an, sagte er mir einmal, und wollte nicht glauben, was er da sah: Ein Kind, das gerade erst geboren war, ein Stammhalter, der vor ihm wieder gehen sollte, ein wacher, kleiner Mensch, der ihm vertrauensvoll durchs Leben folgte, obwohl er so hilflos den Launen der Natur ausgeliefert war.

Das machte ihn wütend und hart, es ließ seine schlechten Seiten schlechter werden, und es irritierte ihn in seinem männlichen Denken, das nur Stärke kannte und ein zur Schau gestelltes Selbstbewusstsein. Doch so oft ich mit ihm redete, wurde mir bewusst, dass auch er sich der Krankheit seines Sohnes stellen wollte. Nur stand er sich dabei selbst im Weg, wenn er den harten Mann herauskehrte, er war der Krankheit nicht gewachsen, und oftmals überkam sie ihn wie ein kleines Erdbeben, das ihm den Boden unter den Füßen wegzog. Er war erschüttert von einer Traurigkeit, die ihm fast alle Luft zum Atmen nahm, aber er hatte die verdammte Pflicht, sagte er mir, seinem Kind ein starker Vater zu sein. Ist er das, indem er davonläuft? Kann er das sein, wenn er alles Lästige der Mutter überlässt? Aber ich dachte dies nur, ich sagte es ihm nicht und war gleichzeitig verärgert über meine Feigheit, weil mir so viele Fragen unter den Nägeln brannten. Typisch Mann!, sagte ich, du bist auch nur einer von diesen typischen Männern, und das, was Ali Sancar mir zu verstehen gab, klang wie: Lasst mich zufrieden, ich kann nichts mehr hören, nichts mehr sehen und will einfach daran glauben, dass Yasin eines Tages als stolzer, junger Türke auf die Straße geht. Ich war der Meinung, dass er es sich damit sehr einfach machte.

So floh Ali Sancar ins Vergessen und verbrachte viele Stunden vor irgendwelchen Spielautomaten. Sie waren bunt, laut und berechenbar, nicht so wie die Menschen um ihn herum, sie machten immer bereitwillig an verschiedenen Stellen Halt, blinkten ihn erwartungsvoll an, sie schluckten sein Geld und stellten keine dummen Fragen. Dort konnte er wortlos davor sitzen, sich Zigaretten ins Gesicht stecken, dort konnte er stundenlang auf die Zahlen schauen und brauchte dabei kein einziges Wort zu reden. Dort fühlte er sich wohl. Denn schon lange hatte er sich fürs Schweigen entschieden.

7. April 2003

Meral Sancar fängt bald wieder an zu arbeiten, sagt sie mir am Telefon. Sie ist zu ihrer alten Firma gegangen, in der auch ihr Mann beschäftigt ist, und hat gesagt: Es reicht vorne und hinten nicht mehr. Ich brauche das Geld! Ihr Vertrag ruhte während der Mutterschaft, jetzt kann sie sich ein Jahr früher als geplant an die Verpackungsmaschine stellen. Der Personalchef hatte ein Einsehen, ab nächsten Monat wird sie Erdnüsse abfüllen und prüfen, ob die Beutel dicht sind. Ist eben eine Arbeit, sagt sie mir, mehr nicht, aber ich bin froh, dass ich sie habe, bei den vielen Arbeitslosen in Deutschland. Von sechs Uhr morgens bis zwei Uhr mittags, von zwei Uhr mittags bis zehn Uhr abends oder von zehn Uhr abends bis sechs Uhr morgens. In Wechselschicht mit ihrem Mann. Wenn der eine kommt, geht der andere und umgekehrt. Wer zu Hause ist, muss sich um die Kinder kümmern. Geschlafen wird immer dann, wenn es die Zeit erlaubt. Ich weiß nicht, ob wir das aushalten werden, sagt Meral Sancar, aber wir wollen es wenigstens versuchen. Seit einigen Tagen freut sie sich darüber, dass es Yasin ein wenig besser geht.

Gestern war Kerstin Wiechers da, berichtet sie weiter. Sie hat davon erzählt, dass es wieder ein neues Kind mit Progerie in Deutschland gibt, irgendwo in der Nähe von Frankfurt. Sie sorgt sich sehr um Meral Sancar. Das hältst du nicht mehr lange durch, sagte sie, wenn du so weitermachst. Du musst dir auch mal Luft verschaffen, ich weiß, wovon ich rede. Sie kann nicht verstehen, dass sich Meral Sancar nicht mit ihrer Mutter ausgesprochen hat. Das wäre doch eine gute Gelegenheit gewesen, ihr die Meinung zu sagen, sie um Hilfe zu bitten und daran zu erinnern, dass sie deine Mutter ist. Eine Mutter, die da sein sollte, wenn ihr Kind sie braucht. Genauso, wie Meral Sancar immer für ihren Sohn da ist. Ich konnte es nicht, sagte sie, ich kann meiner Mutter nicht sagen, was ich denke. So wirst du dich immer alleine fühlen, wenn du nichts änderst, sagte Kerstin Wiechers, du kannst nicht alles runterschlucken, du musst auch mal raus damit. Du musst dich mitteilen in deiner Angst, sonst wird das nichts.

11. April 2003

Es klingt wie eine kleine Sensation. Thorsten Marquardt schreibt mir eine E-Mail: »Es gibt sehr viel Neues. Möglicherweise beruht die Progerie auf einer Mutation im Lamin-Gen, wie eine amerikanische Studie herausgefunden haben will.« Was das genau ist, will er mir später erklären. Aber für Meral Sancar, die er noch am selben Tag anruft, heißt das Hoffnung. Ein kleiner Funken Hoffnung. Schon ein paar Tage später stürzen sich einige Privatsender darauf. Der Durchbruch ist gelungen, jubeln sie, der Auslöser ist gefunden. Jetzt wird alles gut! Sie zeigen Kinder mit Progerie in Nahaufnahme, zoomen ihre Kameras bis in jede kleine Runzel und säuseln: Die armen Kinder müssen nicht mehr sterben! Als wenn das so einfach wäre, denke ich. Fernsehen macht sich mal wieder seine eigene Welt, schreibe ich mir auf, eine Welt, in der immer nur das Gute siegt. Meral Sancar hasst solche Sendungen. Die haben doch keine Ahnung, sagt sie, wie das ist, ein Kind mit Progerie zu haben.

28. April 2003

Thorsten Marquardt ruft sie noch mal an. Halten Sie sich fest, sagte er, wir wissen jetzt, wie Progerie entsteht. Soll ich mich freuen?, fragte sich Meral Sancar. Soll ich jetzt die ganze Welt umarmen und zur Freude meines Nachbarn mit lauter Musik im Wohnzimmer tanzen? Wie soll ich mein Glück spüren, wenn ich es nicht einmal fassen kann? Sie konnte nichts begreifen, kannte keines ihrer Gefühle und wusste nur eines, wie sie mir immer wieder sagte: Sie liegt in den Nächten wach, fühlt ihre Ängste, den trockenen Mund, der sich zusammenzieht, und manchmal schlitzt ihr jemand mit einem Rasiermesser die Kehle durch. Ich war niemals ängstlich, sagt sie, aber jetzt ist alles anders. Ich bin fertig wie noch nie, viel zu müde, um mich über irgendwas zu freuen, daran kann auch eine tolle Nachricht aus Amerika nichts ändern.

Letzte Woche war sie in Münster, um die Beschneidung durchführen zu lassen. Aber Yasin hatte eine schwere Magen-Darm-Grippe, konnte sich kaum auf den Beinen halten und fiel immer wieder um. Thorsten Marquardt sagte ihr, es geht heute nicht, auf keinen Fall, der Termin wurde bis auf weiteres verschoben. Der liebe Gott wird das verstehen, sagt Meral Sancar, und ich war sehr froh, als sie es mir erzählte. Sie hatte sich auch mit Thomas Brune getroffen, der für ein paar Tage von Magdeburg gekommen war. Ihr Kind ist sehr jung, sagte er ihr, es wird am meisten von der neuen Ent-

deckung profitieren, und beide Ärzte konnten ihre Begeisterung kaum verbergen. Warum auch? Thomas Brune sagte dann noch: »Progerie ist zwar schlimm, Frau Sancar, aber Ihr Kind kann sich bewegen, braucht nicht im Bett zu liegen, darf spielen, toben und rennen. Denken Sie immer daran! Da gibt es viele Kinder, denen es schlechter geht.« Trösten kann mich das nicht, dachte Meral Sancar, ihre Furcht blieb, denn so ein winziges Gen konnte doch nicht gleich ihre ganze Welt verändern. Ihre kleine, ängstliche Welt, in der jeden Tag neue Katastrophen stattfinden. Cennet ist krank, ihr Mann schweigt, Mehmet ist wieder einmal seit zehn Tagen verschwunden, und Yasin reißt ihr so lange an der Brust herum, bis er seine kleine Portion Liebe bekommt. Nächste Woche muss sie um fünf Uhr morgens raus zur Arbeit und ihren Sohn beim Vater lassen. Was ist, wenn er schreit? Was tut sie, wenn er sie beim Abschied traurig anschaut? Mama, du darfst jetzt nicht gehen! Ich brauche dich! Das, sagt sie mir, das sind die echten Sorgen einer Mutter.

1. Mai 2003

Heute wird Yasin zwei Jahre alt. Weil ich beruflich verhindert bin, kann ich nicht zu seiner kleinen Feier kommen. Ich bin untröstlich und schicke ihm mit schlechtem Gewissen ein Geburtstagspäckchen. Später lasse ich mir alles genau beschreiben. Schon am Morgen ist Yasin sehr aufgeregt, er weiß, dass heute ein besonderer Tag für ihn ist. Seine Eltern und Geschwister nehmen ihn auf den Arm, jeder wartet, bis er dran ist, dann küssen sie ihn und wünschen ihm Glück. Glück, das er wirklich gebrauchen kann. Er genießt den Augenblick und lacht alle freundlich an. Dann packen sie Lamm, Hammel und Geflügelfleisch ein, dazu riesige Schüsseln mit Tomaten und Kartoffelsalat und gehen in ihren kleinen Schrebergarten, den sie seit kurzem benutzen dürfen. Für hundertzwanzig Euro im Jahr. Da können wir Luft holen, sagt Meral Sancar, in die Wolken schauen, den Himmel spüren und das Streicheln des Windes fühlen. Da können wir vergessen, dass wir ein krankes Kind haben, für ein paar Stunden wenigstens, und verdrängen, dass es eines Tages vor uns im Sarg liegen wird. Dieser Garten lenkt uns ab, sagt sie mir, dieses Spiel mit der Natur, dieses Rupfen am eigenen Gemüse. Vor dem Haus steht ein Flaggenmast mit dem Banner der Türkei. Mehr brauchen wir nicht, sagt sie, hier haben wir unsere Ruhe, im Kleingarten Schützenheim, in unserem grünen Paradies. In zwei anderen Gärten in der Nähe, wo sie auch nachfragten, sind Kinder nicht erwünscht.

Es ist sehr stürmisch, manchmal fällt Regen, und die Schwester wollte erst nicht zur Feier kommen. Zu schlechtes Wetter, sagte sie, wird bestimmt nass, für Meral Sancar klang das wie eine dumme Ausrede. Sie knallte wütend den Hörer hin. Aber dann kam Fathma doch mit ihrem Mann zum Grillen. Sie sahen Yasin beim Spielen zu, wie er durchs Gras wackelte, und sein dünner Körper hatte es oft schwer, gegen den starken Wind voranzukommen. Wir hoffen auf den lieben Gott, sagte der Schwager von Meral Sancar, vielleicht lässt er ihn ja noch ein bisschen länger leben. Danach biss er in seine Hammelkeule und versuchte, das gute Essen zu genießen. Alle fühlen sich wohl, sie trinken und essen viel, es wird noch ein richtig schöner Geburtstag. Ich bete am liebsten hier draußen, sagte Meral Sancar mir, als ich sie wenig später im Garten besuchte, ich bete am liebsten hier draußen, weil hier alles so frisch und hell ist.

13. Mai 2003

Seit einer Woche geht sie nun wieder arbeiten. Als ich Meral Sancar frage, wie es gelaufen ist, sagt sie: Ich bin kaputt und spüre jeden Knochen. Wenn morgens in der Fabrik die Maschinen anspringen, sagt sie sich im Gleichklang mit dem ständigen Lärm: Du musst, du musst, du musst! Dann packt sie Erdnusspakete, immer und immer wieder, und irgendwann kann sie ihre Arme vor Erschöpfung kaum noch heben. Ich hoffe, dass ich mich bald daran gewöhne, sagt sie mir. Und wenn sie dann erschöpft nach Hause kommt, wartet Yasin auf sie, der entschlossen nach ihren Brüsten greift. In der Nacht will er bis zu dreimal gestillt werden, er merkt, dass seine Mutter nun nicht mehr immer für ihn da ist, und wird jeden Tag fordernder. Er saugt sich an ihr fest und will sie nicht mehr loslassen. Meine Mutter! Ich will sie ganz für mich haben! Aber die Mutter steht um fünf Uhr morgens auf und geht zur Arbeit. Ich fürchte mich vor meinem Alltag, sagt sie. Sie weiß gar nicht mehr, wie man ohne Furcht lebt.

15. Mai 2003

Es war viel los in letzter Zeit, sagt Thorsten Marquardt, als wir uns ohne Yasin und seine Mutter in Münster zum Essen treffen. Jeder will wissen, was es mit der neuen Entdeckung um das Lamin-Gen auf sich hat, vor allem die Zeitungen. Ständig ging bei ihm das Telefon. In der »Welt« steht: »Ein einziges Gen ist schuld, und auf diesem Gen ein einziger fehlerhafter Buchstabe unter drei Millionen anderen Buchstaben. Wo eigentlich ein C stehen müsste, fanden Wissenschaftler ein T.« Wenn das so einfach wäre!, ruft er. Aber wie soll ich den Eltern so einen komplexen medizinischen Vorgang erklären?, fragt Thorsten Marquardt. Soll ich ihnen was vom angehängten Farbstoff erzählen, von Eiweißen, die sich mit anderen verbinden, oder davon, dass immer drei Basen zu einer Aminosäure passen? Achtzehn von zwanzig Progerie-Kindern, sagt er, haben an der gleichen Stelle eine Veränderung, es wurde genau ausgezählt und festgestellt, dass am sechshundertachten Baustein das Eiweiß um fünfzig Einheiten kürzer ist. Ich frage oft nach, weil ich nicht viel begreife. Wir sind erst am Anfang, sagt Thorsten Marquardt, aber es könnte für uns noch wichtig im Kampf gegen die Krankheit sein. Auch das Blut der Eltern wurde bei der Studie untersucht, es zeigte überhaupt keine Veränderungen, was darauf schließen lässt, das Progerie nicht vererbbar ist. Erst vor kurzem ließ sich ein Vater in Belgien sterilisieren. Er hatte erst aus dem Fernsehen erfahren, warum sein fünfjähriger Sohn so aussah wie ein alter Mann, und fürchtete, er sei daran schuld. Das Sterilisieren hätte er sich sparen können, sagt Thorsten Marquardt.

Er untersucht gerade das Blut von achtzig bis neunzig Jahre alten Menschen, weil er wissen will, ob auch deren Lamin-Gen verkürzt und fehlerhaft ist, ob die Membran des Zellkerns porös wird und abstirbt. Ich will nichts unversucht lassen, sagt Thorsten Marquardt und hofft, dass ihm die gestellten Forschungsaufträge auch bewilligt werden. Er hat noch so viel vor. Doch viel vorhaben heißt auch, dass es viel Geld kosten wird. Außerdem will er demnächst aus einer Eizelle eine Maus züchten lassen, die zusätzlich zu ihrem eigenen gesunden das kaputte menschliche Gen in sich trägt. In sechs Monaten rechnet er mit den ersten Ergebnissen. Es gibt schon Versuche mit Mäusen, bei denen man Lamin an den Wänden des Zellkerns fand, aber niemals im Gehirn. Keine Befunde im Gehirn! Sind Kinder mit Progerie deshalb so klug, während ihr Körper so hinfällig wird?, frage ich. Ich glaube nicht daran, antwortet Thorsten Marquardt nach längerem Schweigen, wahrscheinlich liegt der Grund in der größeren Zuwendung der kranken Kinder. Aber auch das ist nur eine Vermutung, wie so vieles bei der Progerie.

Mit wem ich auch sprach in den nächsten Tagen, es gab keinen, der sich nicht über diese Entdeckung freute. Jeder auf seine Weise, manche still, einige laut, viele zu laut, die Ärzte sicher mehr als die Eltern und die Eltern mehr als ihre Kinder, je nachdem, wie man diese neue Erkenntnis für sich selbst überhaupt verstehen und einordnen konnte. Es klang für mich sehr nüchtern und befremdlich, als ich die Meldung in voller Länge las, und war der festen Überzeugung, dass dieses schlichte Verfassen von Wissenschaft dem traurigen Schicksal der Kinder mit Progerie mit keinem Wort gerecht werden konnte. »Im März 2003 gelang es«, stand da, »je einer wissenschaftlichen Arbeitsgruppe aus Amerika und Frankreich, die genetische Ursache für die Krankheit Progerie zu finden. Danach ist sie eine Erkrankung, die auf einem Defekt eines Strukturproteins des Zellkerns beruht. Dieses Protein, das Lamin A, bildet im Innern des Zellkerns ein Gerüst, das diesen stabilisieren soll, darüber hinaus hat es wichtige Aufgaben beim Ablesen der Erbinformation und bei der Kernteilung. Es handelt sich dabei um eine Spontanmutation, bei den Eltern kommt diese Veränderung im Allgemeinen nicht vor.«

Das war sie nun, diese schwache Hoffnung, sie wurde in ein paar schwer verständlichen Sätzen formuliert, und doch führten sie geradewegs zu dem Wunsch, dass man durch sie den Grausamkeiten der Natur ein bisschen besser auf die Schliche kommen konnte, aber wenn man ehrlich war: Sie machte auch Angst. Sie machte Angst, weil keiner wusste, ob sie nun wirklich weiterhalf und das Wissen um die Wirkung irgendeines Gens mehr Zuversicht versprechen konnte im Kampf gegen die Krankheit. Sie machte den Eltern Angst und auch den Ärzten, denn sie alle wussten, dass sich Leben nicht auf das Reagenzglas reduzieren lässt und auf ein paar Zellkulturen unter dem Mikroskop. Sicher, ich fühlte diese neue Hoffnung in jedem meiner Gespräche, sie war von jetzt an immer dabei und ließ sich nicht mehr vertreiben, und ich dachte, es ist auch gut so. Weil sie alle froh waren um jeden winzigen Schritt auf dem langen Weg zum Begreifen dieses komplizierten Leidens. Weil sie es nun mal mit kleinen, klugen Kindern zu tun hatten, die Antworten brauchten, wenn sie in den Spiegel blickten und darin immer häufiger Greise sahen. Ich fragte mich nur: Wie nur sollte man ihnen Mut machen? Indem man ihnen sagte, du, hör mal zu, bei dir haben sich ein paar Buchstaben vertauscht? Sollte man ihnen in die wachen Augen ihrer müden Gesichter blicken, sie zur Seite nehmen und ihnen zuflüstern, ich weiß jetzt, dass du einen *Defekt im Strukturprotein deines Zellkerns* hast? Durfte man überhaupt Hoffnung schüren mit den neuen Erkenntnissen eines genetischen Prozesses, den sowieso keiner richtig begriff?

Aber eigentlich hätte der Progerie nichts Besseres passieren können. Plötzlich hatte sie die Beachtung, die sie sich immer gewünscht hatte, sie füllte die Wissenschaftsseiten von Tageszeitungen und großen Magazinen, aber auch die von bunten Klatschblättern, und für eine kurze Weile würde die Krankheit von einer kleinen Welle der Öffentlichkeit überrollt. Ich tauschte mich in der Zeit sehr häufig mit Thorsten Marquardt und Thomas Brune aus, viele Redaktionen und Fernsehsender riefen mich an, und einige Kollegen fragten, was denn da los sei, weil sie wussten, dass ich mich schon seit langem mit der Progerie beschäftigte. Die beiden

Ärzte gaben zahlreiche Interviews, und ich konnte gerade noch verhindern, dass Yasin in eine dieser Talkshows eingeladen wurde, in denen man am Nachmittag mit falschem Mitleid Quote macht. Das lasse ich nicht zu!, rief Meral Sancar, kein Geld der Welt konnte sie locken, trotz ihrer großen wirtschaftlichen Sorgen, und ich war sehr froh über ihre fast angewiderte Ablehnung. Ich verkaufe doch nicht die Krankheit meines Kindes, sagte sie mir, und ich hoffte in dieser hektischen Zeit, dass wir darüber nicht den kleinen Yasin vergaßen. Denn er spielte genauso wie vorher, seine Füße schmerzten beim Gehen, er kriegte in den langen Nächten ständig Fieber und bekam beim Atmen durch seine enge Nase keine Luft. Alles wie immer! Da konnte es ihm doch ziemlich egal sein, ob ein Lamin-Gen der Schlüssel seiner Krankheit sein sollte oder irgendetwas in seinem dünnen Körper spontan mutiert.

Außerdem hofften wir bei aller Freude über die medizinische Sensation, dass jetzt nicht zu viel falsche Zuversicht bei den Betroffenen entstand, eine Zuversicht, die sich durch nichts begründen ließ, weil vorerst noch keinem Kind geholfen werden konnte bei seiner Hast durchs Leben. Es war auch nicht die Zeit für Wunder, denn kein Gen der Welt konnte verhindern, dass den Kindern die Zeit durch ihre Adern raste – und doch, es bedeutete einen Anfang, etwas ganz langsam zu verstehen, was eigentlich gar nicht zu verstehen war. Es war höchstens der kleine Triumph, eine Schraube mehr im Räderwerk des Körpers entdeckt zu haben. Eine Schraube, an der man drehen konnte, um vielleicht sogar eines Tages für immer das Rätsel des Alterns zu lösen. Aber noch war es lange nicht so weit, noch gab es zu viel zu tun, als dass man auch nur an eine Heilung denken durfte. Nicht zuletzt deshalb ärgerte sich Thorsten Marquardt schon sehr über das

Rundschreiben einer Mutter aus Amerika, die hastig Optimismus verbreitete an dem Tag, als man den Einfluss des Gens auf das Entstehen von Progerie entdeckte. »Endlich«, schrieb sie, »das Warten hat ein Ende! Ich kann mein Glück nicht fassen! Das ist der Beginn einer neuen, schönen Zeit«, jubelte sie, »ich bin so froh, bald treiben wir unseren Kindern das Altern aus!«

Sie schrieb es vielen Eltern, machte dort Mut, wo Vorsicht eigentlich besser angebracht war, erhöhte bei den betroffenen Familien den Erwartungsdruck auf die Wissenschaft, und Thorsten Marquardt war schon sehr enttäuscht über so viel willfährige Verantwortungslosigkeit. Als erfahrener Kinderarzt wusste er schließlich, dass man mit allem nicht so voreilig umgehen sollte, was in der Medizin Erkennen, Einsicht und vor allem auch Besserung versprach. Deshalb versuchte er, jedem diese medizinische Bescheidenheit vor kleinen Schritten beizubringen, bevor man den ganz großen Sprung wagen konnte. Er wollte mit seinem Kollegen Thomas Brune lieber das neue Wissen angemessen nutzen und auf die hilfreichen Erkenntnisse hinweisen. Deshalb bauten sie in Münster und Magdeburg jeweils eine neue Seite im Internet auf, bei der man vor lauter Fremdwörtern zwar auch nicht immer alles gleich verstand – doch es war für sie trotzdem ein guter Anfang, die Krankheit systematisch anzugehen, hilfreiche Adressen zu vermitteln, Eltern in ihrer Verzweiflung beizustehen und einen elektronischen Kummerkasten für alle drängenden Fragen und bohrenden Ängste anzubieten. Wir müssen uns austauschen, sagten sie, es ist wichtig, dass wir uns im Kampf gegen diese Krankheit gegenseitig vertrauen.

Ich war bei ihr zu Besuch, als Meral Sancar kurz zuvor einen Anruf von Thorsten Marquardt bekommen hatte. Er sprach sehr lange mit ihr, sehr eindringlich, um ihr mitzuteilen, dass ihr Sohn als eines von wenigen Kindern keinen genetischen Defekt an eben jener Stelle hatte, und deshalb war er sehr bemüht darum, es ihr als einen großen Vorteil auszulegen. Yasin hat es dort nicht, sagte er, seien Sie doch froh, vielleicht ist die Ursache seiner Krankheit viel weniger kompliziert, aber dieser zaghafte Versuch einer Besänftigung kam nicht an. Warum die einen, aber nicht er?, fragte Meral Sancar mich später in ihrer Verzweiflung, und sie fragte dies aus einer Verwirrung heraus, die sie nur noch einsamer machte in ihrer Angst, die Welt irgendwann überhaupt nicht mehr zu verstehen. Doch auch ich redete auf sie ein, sei doch froh, sagte ich, sei doch froh, dass er die Veränderung nicht dort hat, aber in dieser Zeit, in der sich alles nur um dieses vermaledeite *Lamin* drehte und ihr die meisten völlig verrückt vorkamen, drang mein wohlgemeinter Hinweis nicht zu ihr durch. Für mich heißt das nicht Hoffnung, sagte sie mir, bevor ich entmutigt ging, es heißt wieder einmal eine schlaflose Nacht. Eine Nacht, in der sie vermutlich ihre Kissen zerwühlte und stumm die Stunden bis zum Morgen zählte, weil ihr das schlechte Gewissen keine Ruhe gab. Ich glaubte ganz fest: Dieses Durcheinander, diese Hoffnung, dieses viele Latein! Das war zu viel für eine Familie, die einfach nur in Frieden leben und an die Kraft des Trostes glauben wollte.

Was bist du denn für einer?

Es dauerte nicht lange, bis alle Geschichten erzählt waren. Die Geschichte von dem Gen, das jungen Greisen helfen könnte. Die Geschichte vom Kampf gegen einen frühen Tod. Die Geschichte einer vielleicht ewig jungen Welt. Dann wurden die Blöcke wieder zugeklappt, die Kameras bis zu den nächsten Treffen der Kinder ausgeschaltet, das Fernsehen hatte seine Zuschauer gehabt und konnte sich nun wieder anderen Rührseligkeiten widmen. Schließlich weiß ich nur zu gut aus eigener Erfahrung: Nichts ist langweiliger als eine Nachricht von gestern. Das Interesse an der Progerie verflog daher so schnell, wie es aufgekommen war, zumindest empfand ich es so, als plötzlich keine Anrufe mehr kamen, und ich dachte: Vielleicht bist du ungerecht und solltest froh sein, dass überhaupt darüber berichtet wurde. Vielleicht bleiben die Bilder doch in den Köpfen der Menschen hängen und mahnen sie zur inneren Zufriedenheit. Vielleicht merken sie nun, wie gut es ihnen geht und wollen helfen. Vielleicht würde sich ja doch bald irgendeine Pharmafirma für diese Krankheit stark machen, sodass nicht alles nur von der großen Einsatzbereitschaft einiger Ärzte abhängig war. Ich beschloss deshalb, die Dinge zuversichtlicher zu sehen, für Yasin, für seine Familie, für alle anderen Kinder mit Progerie. Aber ich ahnte auch, jetzt fängt wieder der ganz normale Wahnsinn einer Krankheit an.

Denn irgendwann nimmst du jede Krankheit an, das hatte

mir schon mein Sohn gezeigt. Sie wird Teil deines Lebens, eine stille Notwendigkeit, ein lästiges Übel, du fügst dich ihr, ohne dich aufzugeben, willst nur noch deinen Stolz, manchmal auch nur deine Ruhe, ob du nun im Rollstuhl durch die Gegend fährst oder dir zur Bekämpfung eines Krebsgeschwürs Gift durch deine Adern pumpen lässt. Dann hat sie zwar immer noch nicht an Schrecken verloren, aber du schiebst ihre Bedrohung weg und versuchst alles, um dich mit ihr zu arrangieren, weil es so viel einfacher ist, als ständig dagegen anzugehen. Bei Kindern aber ist das, wie ich meine, grundsätzlich anders: Sie sind viel beherzter als die Erwachsenen und jammern nicht so, wie eine alte Frau zum Beispiel über ihre Krampfadern jammert, und selten ist eine Krankheit, wie schwer sie auch ist, bei ihnen ein aufgezwungenes Abkommen mit sich selbst. Kinder tragen ihr Schicksal mit bewundernswerter Fassung, sie reifen an ihrem täglichen Umgang mit den Schmerzen und verstecken sich nicht hinter ihrem Selbstmitleid.

Auch wenn es bei aller Trauer fast verwerflich klingt: Kinder sind oft sogar ein bisschen stolz darauf, wenn sie Krankheiten haben. Sie legen großen Wert auf die Tatsache, etwas zu haben, was sie von anderen unterscheidet, sie erfahren große Aufmerksamkeit und manchmal auch mehr Liebe. Aus diesen Gründen leben sie immer sehr bewusst mit ihrer Krankheit, nehmen Veränderungen wahr und lassen den Alltag von Krankheit auch in ihr Spiel einfließen. Wie oft schon sah ich Krebskinder mit ihren rollenden Betten im Wettkampf über die langen Flure ihrer Stationen rasen oder sich gegenseitig mit bunten Wachsstiften ihre Glatzen bemalen? Wie gern hatte sich mein Sohn Wasserbomben aus Gummihandschuhen gebastelt, um damit seine geliebte Oma zu bewerfen? Kranke Kinder lachen, auch wenn es nichts zu lachen gibt, und weinen, wenn jeder glaubt, dass es ihnen wieder besser geht. Sie können so wunderbar mutig sein und gehen mit ihren Krankheiten viel gelassener um, weil sie schneller als gegeben annehmen, was sich vermutlich doch nicht ändern lässt. Wenn sie das erkannt haben, machen sie stets das Beste daraus, während ältere Patienten eher zur regelmäßigen Verzweiflung neigen. Ich jedenfalls habe erfahren, dass man von kranken Kindern sehr viel lernen kann, und manchmal konnte ich den Mut meines Sohnes richtig fühlen. Wenn er mit mir unter einer Decke lag, ich zwischen all den vielen Apparateschläuchen sein kaltes Händchen spürte und ihm über seinen kleinen, aufgeblähten Bauch strich. Wenn ich vorsichtig diese verräterische Wölbung berührte, unter der ein riesiger Tumor lauerte, und er mir tapfer sein ernstes Lächeln zeigte.

Doch bei der Progerie ist alles anders, wie mich die Zeit mit Yasin lehrte. Bei der Progerie ist deshalb alles anders, weil bei ihr nicht einmal der Tod berechenbar ist. Sie schlummert in den Erbanlagen, und schlimme Gene kann man eben nicht bestrahlen oder wie eine befallene Niere herausschneiden. Es gibt keine Therapien und keine Medikamente und was noch dazu kommt: Junge Kinder mit Progerie empfinden gar nicht, dass sie krank sind, wie ich immer wieder verwundert feststellen sollte. Sie fühlen sich müde, alt und steif, ihre Füße tun ihnen weh, und die Gelenke schmerzen, aber sie empfinden sich eigentlich als völlig normal. Solange sie noch die meisten Haare auf dem Kopf haben, sie keine Schlaganfälle oder Herzinfarkte erleiden und sie beim Anblick im Spiegel nicht sehen müssen, wozu die Natur fähig sein kann. Auch müssen sie nicht so oft ins Krankenhaus wie ein Kind mit Leukämie, fühlen sich nicht in ihrem Drang nach Bewegung eingeschränkt und funktionieren eigentlich immer gerade so, wie es ihnen ihr schwacher Körper erlaubt. Auch später, wenn sie die Masken des Alters tragen, wenn sie beim Gehen durch ihre Jugend ächzen und bei jedem glotzenden Blick frech zurückglotzen, als wollten sie sagen: Na, sag schon, wie hässlich ich bin! Selbst dann gibt es nur wenige unter ihnen, bestätigten mir ihre Eltern, die sich als krank vorkommen. Wie also, fragte ich mich, sollten sie sich als krank vorkommen, wenn sie sich gar nicht krank fühlen?

Auch Yasin tobte durchs Leben, wie es ihm gefiel, er entdeckte die Welt, und nichts konnte ihn dabei aufhalten. Schon gar nicht so eine Krankheit, die ihn zwar sehr schwächte und fast täglich veränderte, aber ihm wenigstens nicht ständig Schmerzen bereitete. Er suchte sich entschlossen seinen Spaß, wickelte mich jedes Mal mit einem herzzerreißenden Blick aus seinen schönen, braunen Augen um den Finger und genoss sich in einem Selbstbewusstsein, das schon erstaunte bei einem solch kleinen Menschen, der mit seinen zwei Jahren gerade mal doppelt so schwer war wie bei der Geburt. Er schlüpfte in alle Nischen, die sich ihm boten, nahm neuen Anlauf, ruhte sich aus, um dann wieder geräuschvoll zurück ins Dasein zu stürmen, und ich fragte mich schon, wo er nur die Kraft hernahm, sich so stark einzumischen, bis er sich erschöpft an der Brust seiner Mutter festsaugte. Er aß wenig, würgte am Schleim, fieberte häufig, hatte oft Durchfall und übergab sich durch die Nächte, aber sein Wille war ungebrochen, da zu sein und sich über die kleinen Dinge des Alltags zu freuen. Er hatte kaum Vergleiche zu anderen Kindern, er wurde bedingungslos geliebt, und jeder in seiner Familie nahm ihn so, wie er war. Diese Liebe bestätigte ihn, und so oft ich ihn besuchte, drängte sich mir immer sein großes Selbstbewusstsein auf. Ich, Yasin, ich bin da, ich will leben, einfach leben, ich will Tränen schmecken und Freude haben wie jeder andere Junge in meinem Alter! Sicher, er merkte, wie sich ihm die Nase zuzog, er keine Luft mehr kriegte, wie ihm die Zehen gegen die ersten Schuhe drückten und seine krummen Finger alles fallen ließen, aber immer hatte ich das Gefühl, jetzt war erst einmal nur das Spiel und seine Lust aufs Leben, solange er die Angst vorm Anderssein noch nicht bewerten konnte. Das alles würde noch früh genug kommen, dachte ich, und früher als ihm lieb sein würde.

31. Mai 2003

Einige Eltern vom europäischen Verein treffen sich in einem kleinen Hotel im Sauerland. Ich fahre auch hin, weil es einiges Wichtiges zu besprechen gibt. Es ist stickig heiß und trotz der freundlichen Gesichter wirkt alles sehr angespannt. Der Verein kann nicht so weiterarbeiten wie bisher, sagt eine Frau, und einige Mitglieder wollen nicht mehr den ganzen Tag im Keller hocken, um fürs Finanzamt Quittungen zu sortieren. Schließlich geht es darum, kranken Kindern zu helfen, da wird jede freie Hand gebraucht. Aber Verein ist Verein und die Aufgaben müssen nun mal nach guter deutscher Sitte verteilt werden. Es soll bald einen neuen Vorsitz geben, die Entscheidung darüber wird auf später vertagt. Thomas Brune ist auch gekommen und spricht über ein großes Treffen, das er für Ende September in Magdeburg plant. Er will Eltern, Wissenschaftler und vor allem Kinderärzte einladen, die sich vor Ort um ihre kleinen Patienten kümmern und oftmals mit der Krankheit überfordert sind. Sie sollen mitbringen, was man so mitbringen kann: Blutproben, Röntgenbilder, Krankenakten, alles, was hilft, die Progerie besser zu begreifen. Thomas Brune versucht gerade Geldgeber zu finden, die Hotelzimmer zahlen und für die Reise der Teilnehmer aufkommen. Ich glaube, sagt er, es wird nicht leicht, aber ich werde mein Bestes geben. Das tut er eigentlich immer, denke ich.

Er redet auch über das Lamin. Darauf sind sehr viele Krankheiten angelegt, sagt er, deshalb gibt es auch auf diesem Gebiet so viele Experten. Er will sie beim Treffen zusammenbringen, damit man sich besser absprechen kann und nicht jeder nur vor sich hin forscht. Das Lamin, sagt er, kann den Muskel krank machen, die Haut oder das Herz. Wenn alle Wissenschaftler an einem Strang ziehen, werden wir stärker sein. Dann haben wir vielleicht auch für die Progerie eine größere Aufmerksamkeit, fährt Thomas Brune fort, und alle Eltern nicken begeistert. Die Forschung muss wieder im Vordergrund stehen und nicht das Begaffen der Kinder. Sie sollen von Kollegen betrachtet werden und nicht von Fernsehzuschauern, meint er und kritisiert darüber hinaus auch die unseriöse Vorgehensweise mancher Kollegen. Ein paar Mediziner aus Frankreich haben das Lamin-Gen bei zwei Kindern entdeckt, danach ihre Berichte publiziert und sofort für die Presse allgemeingültig gemacht. Zwei Kinder!, ruft er, das ist für eine richtige Aussage viel zu wenig! Die Eltern am Tisch geben ihm recht, sie sind beeindruckt von der medizinischen Brandrede. Magdeburg wird sehr wichtig werden, sagen sie. Ja, sagt Thomas Brune, Magdeburg wird sehr wichtig werden.

Meral Sancar ist an diesem heißen Tag lieber zu Hause geblieben, auf dem Rückweg fahre ich noch kurz bei ihr vorbei. Sie ist in ihrem Schrebergarten, in ihrem kleinen, grünen Traum. Ihr Mann Ali zimmert mit einem Freund einen Windschutz an das Häuschen, während Cennet und Yasin in einem bunten Gummibecken herumplanschen. Er sieht glücklich aus, zeigt mit den Fingern aufs Wasser und fordert mich auf, auch hineinzukommen. Ich ziehe die Schuhe aus und beschränke mich auf das Kühlen meiner Füße. Yasin spritzt mich nass, schon lange habe ich nicht mehr so viel Freude in seinen Augen gesehen. Seine Haut ist ganz braun, ich bin mir aber nicht sicher: War es die Sonne oder ist es die Progerie?

Seine Mutter wirkt sehr bedrückt. Obwohl sie sich freuen müsste, als sie gestern zum ersten Mal seit langer Zeit wieder Gehalt bekommen hat. Gibt es das?, fragt sie mich, gibt es das, keine Probleme? Sie schaut mich so an, als würde sie auf irgendeine kluge Äußerung von mir warten, und nimmt ihren zitternden Sohn auf den Arm. Er friert, weil er zu lange im Wasser war, und seine Mutter wickelt ihn in ein Handtuch. Gibt es das, keine Probleme? Ihrem Ältesten hat sie mal zugerufen, als er wieder so ein Gesicht wie sieben Tage Regenwetter zog, da, da hinten ist ein Baum, such dir den schönsten Ast zum Aufhängen aus! Natürlich hat sie es nicht ernst gemeint, dazu liebt sie Mehmet zu sehr, aber hart und ungerecht hat sie das Leben manchmal schon gemacht. Thomas Brune sagte vor kurzem zu ihr: Frau Sancar, keine Probleme gibt es nicht. Keine Probleme hat man erst, wenn man tot ist. Was soll ich damit anfangen?, fragt sie mich. Er will nur helfen, antworte ich, helfen, die Progerie zu begreifen. Meral Sancar setzt sich in einen Liegestuhl. Sie will jetzt die Sonne genießen und sich darüber freuen, dass es Yasin so gut geht auf der duftenden Wiese. Sie will in dieser Wärme nicht an den Tod denken, sagt sie mir, nicht, bevor es wieder kalt und dunkel wird.

6. Juli 2003

Es ist heiß und schwül, kein Wind geht in der Stadt, es gibt nichts, was kühlt, und Yasin tropft der Schweiß von der Stirn. Er muss oft umgezogen werden, weil seine Sachen klatsch-

nass sind, er weint viel und läuft wacklig herum, bis er umfällt. Abends geht er mit seiner Mutter in den Garten, um sich in seinem kleinen Planschbecken zu erfrischen. Dann gluckst er vor Glück und spielt mit den Kindern aus den benachbarten Lauben. Ein kleiner Junge ist besonders neugierig, er hat mir bei meinen Besuchen auch schon Löcher in den Bauch gefragt. Als er Yasin in der Badehose sieht, begafft er seine braunen Flecken und wundert sich, dass er noch nicht richtig laufen kann. Was bist du denn für ein Komischer?, fragt er entrüstet. Meral Sancar hört das, steht sofort neben ihm, hebt den Finger und sagt drohend: Das möchte ich nie wieder hören! Sie denkt, jetzt fangen schon die kleinen Kinder an, Fragen zu stellen. Wo soll das alles nur enden? Reichen denn nicht schon die Fragen der großen Kinder?

So sehr ich mich auch bemühte, Yasin nicht nur im Schatten seiner Mutter zu sehen, sie wenigstens in meinen Gedanken zu trennen, um jeden von ihnen besser zu verstehen – es gelang mir nicht. Es konnte mir nicht gelingen, denn selten lagen mehr als zehn Meter zwischen ihnen, wenn ich sie besuchte. Er klammerte sich wie ein Ertrinkender an ihren Körper, er gierte nach ihrer Nähe, er konnte nicht ohne sie sein, und in diesem heißen Sommer 2003 fiel es mir besonders auf. Stets musste er sie in seiner Reichweite wissen, sich nach dem Baden in das aufgehaltene Handtuch kuscheln und sich den Weg frei halten zu ihr. Falls er ein Pflaster brauchte oder ihre Strenge oder ihre Liebe, und selbst wenn wir zusammen spielten und ich ihm neue Anregungen aus der Tierwelt bescherte, indem ich gackernde Hühner oder bellende Hunde nachmachte, lachte er zwar kurz auf, um dann aber gleich wieder mit seinen unruhigen Blicken nach der Mutter zu suchen. Ich versuchte, es mir zu erklären, und dachte: Vielleicht ahnte er nun mit seinen über zwei Jahren, dass er trotz seiner Krankheit bald um diese Nähe kämpfen musste.

Doch solange es noch ging, wollte er immer nur Mutter, Mutter, Mutter. Oder *Anne*, wie er sie in seiner Sprache rief. Er wollte ihre Brust zum Trösten, zum Dösen, zum Schlafen. Reib deinen Busen mit Peperoni ein, riet ihr eine Freundin, oder nimm irgendwas anderes Scharfes, damit sie ihm beim Nuckeln nicht mehr schmeckt und er merkt, dass es auch ohne Mutters Brüste gehen muss. Aber Meral Sancar brachte es nicht übers Herz, sie konnte nicht so endgültig grausam sein, schon gar nicht bei einem Kind, das so krank war wie ihr kleiner Sohn und nach ihrer Liebe griff. Er soll die Zeit mit mir genießen, sagte sie mir, als ich sie fragte, ob sie manchmal nicht lieber fliehen würde vor der Verantwortung einer Mutter. Nein, antwortete sie mir, ich will ihn immer bei mir haben, er soll Kraft bekommen, sie soll sich übertragen auf ihn, auch wenn er mir dazu am Ausschnitt zerrt. Er wird sie brauchen, sagte sie, mehr als jedes andere Kind. Wie würde sie sich freuen, wenn sie ihn damit gesünder machen könnte, wie schön wäre es, wenn er dadurch endlich ein paar hundert Gramm zunehmen würde. Ich will ihm mein Bestes geben, sagte sie, er soll den besten Saft aus meinem Körper haben, wenn ich ihm überhaupt noch Gutes geben kann. Denn seit Wochen fühlte sie sich ausgelaugt, sie schlief schlecht, kriegte nichts herunter, ihre Haare fielen ihr aus, und oft hatte sie so ein Kribbeln im Arm, als würden tausend Ameisen darüber laufen.

16. Juli 2003

Wir sind wieder in der Uniklinik Münster. Yasin schreit und schreit, und während er schreit, treten ihm die Adern aus seinem wächsernen Kopf. Sie blähen sich auf und sehen wie kleine schlängelnde Schläuche aus, die man mit Luft aufgepumpt hat. Ich habe das Gefühl, dass sie jeden Augenblick platzen könnten. Er möchte nicht berührt werden, nicht von der Mutter, nicht von mir, nicht vom Arzt, er möchte sich nicht ausziehen, er möchte am liebsten wieder nach Hause und nicht in diesem scheußlichen Krankenhaus sein. Die nackte Angst schaut ihm aus den Augen, denn ausziehen heißt wehtun, heißt irgendeine Spritze, die ihm Schmerzen macht, heißt eine lange Nadel, die ihn fast bis in sein kleines Herzchen sticht. Thorsten Marquardt legt seinen weißen Kittel ab, spricht ganz leise zu ihm und versucht ihn zu beruhigen, aber nur unter großen Mühen kann er gemessen werden. Yasin wiegt achttausendzweihundertundfünfzig Gramm und ist jetzt fünfundsiebzig Zentimeter groß. Er hat ein bisschen zugenommen, sagt Thorsten Marquardt, und auch ansonsten findet er, dass er einen guten, gesundheitlichen Eindruck macht. Man wird ja bescheiden bei der Progerie und freut sich über jedes Gramm.

Wie Sie ja schon wissen, Ihr Sohn hat einen besonderen Defekt, sagt der Arzt und zeigt Frau Sancar eine Liste mit klein gedruckten Buchstaben. Eine ganze Seite mit vielen Cs, Ts und Gs, »Lamin A geschnitten«, steht darüber und »72224 Da«. Thorsten Marquardt spricht langsam, er möchte, dass sie zumindest ein wenig davon versteht, aber Yasins Mutter versteht vor allen Dingen Hoffnung. Oder will nur Hoffnung verstehen. Hoffnung! Woraus sollte sie sonst wohl ihre Kraft nehmen?, denke ich, als ich neben ihr sitze. Ich würde es nicht anders machen. Sie muss daran glauben, dass er irgendwann einmal doch noch gesund wird. Yasin schreit lauter als zuvor, aber Meral Sancar achtet nicht auf ihn, weil sie an den Lippen des Arztes klebt. Hoffnung! Also, sagt Thorsten Marquardt, nimmt ein Stück Papier zur

Hand, auf das er etwas Eckiges malt. Der Mensch ist wie ein Haus aus Backsteinen aufgebaut, fährt er fort, und in diesem Haus befinden sich sechsundvierzig Bände eines Lexikons, dreiundzwanzig Bände der Mutter und dreiundzwanzig Bände des Vaters. Jedes Lexikon hat dreißigtausend Seiten, die Bücher stehen in einem Regal, das aus Eiweißen errichtet wurde, und dann zeichnet er ein paar eilige und schiefe Striche auf, die sich für mich nur mit viel Wohlwollen als Regal erkennen lassen.

Schauen Sie, sagt der Arzt und sticht mit dem Kugelschreiber kleine Löcher ins Papier, die Krankheit tritt bei Ihrem Kind deswegen auf, weil eine Seite des Lexikons einen Druckfehler hat. Einen Druckfehler, der so schwerwiegend ist, dass jedes Regal zusammenbricht. Wir kennen auch die Stellen, sagt er, bei Yasin ist es die Seite 1960 und bei den meisten anderen Kindern die Seite 1824. Das Eiweiß ist bei ihm völlig normal, nicht auffällig, dafür hat er zusätzliche Bausteine für sein kleines Haus, die man gern wegstoßen würde, um ihn zu heilen. Thorsten Marquardt schaut Meral Sancar an, in deren Augen erneut große Hoffnung blitzt, und sagt sehr ernst: »Sehen Sie das als einen kleinen Anfang! Denken Sie daran, man kann besser etwas beseitigen als hinzufügen! Schöpfen Sie daraus ruhig ein wenig Mut! Aber bitte mehr nicht! Hoffen Sie nicht mehr, als die Entdeckung zulässt! Wir werden jetzt Versuche an unseren Mäusen machen, dann werden wir sehen, wie wir das alles eines Tages auf die Menschen übertragen können. Und denken Sie immer daran: Medikamente können nur eine Blutbahn, aber niemals eine Zelle erreichen, um das eingestürzte Regal wieder aufzubauen.«

Meral Sancar sitzt da, erschöpft vom Hoffen und Bangen, vom Ausharren und Schweigen, und ginge es nicht um die schlimmen Ausprägungen einer so weitreichenden Hinfälligkeit wie der Progerie, hätte sie Thorsten Marquardt bestimmt noch stundenlang zuhören können in seinem eifrigen Bemühen, dieser Krankheit ihr Grauen zu nehmen. Aber jetzt will sie nur noch raus, sie fühlt den dumpfen Schmerz, der sich über ihre Lider legt, und sie ist schon froh, dass ihr Sohn nicht mehr so fürchterlich schreit. Ich nehme Yasin an die Hand, als endlich alles vorbei ist, und er zeigt jedem stolz seine neuen Schuhe auf dem Flur. Er wackelt von Tür zu Tür und deutet mit seinen krummen Fingern auf die Sommersandalen. Da, da, neue Schuhe! Sie haben Größe achtzehn, darunter wachsen dicke, weiße Zehennägel heraus.

27. Juli 2003

Ein leichter Wind weht sanft über die Wiese. Es ist heiß gewesen in den letzten Tagen, drückend und schwül, aber an diesem Sonntag verschnauft die Natur und erholt sich von der Dürre. In der Nacht hatte es heftig geregnet, es war kühler geworden, doch jetzt blinzelt die Sonne schon wieder hervor, während Ali Sancar glücklich in die glühende Holzkohle bläst, um Feuer zum Grillen zu entfachen. Ich wurde zum Essen eingeladen, natürlich konnte ich wie so oft nicht widerstehen. Außer Mehmet ist die ganze Familie gekommen. Cennet hat mit ihrem Vater sogar hier geschlafen, in dem alten Häuschen in der Kleingartenanlage Schützenheim. Ali Sancar hatte gestern ein neues Waschbecken aufgestellt und beim Legen eines Kabels wäre ihm durch einen Kurzschluss fast die Hütte abgebrannt. Jetzt steht er in weißem Unterhemd und kurzen Hosen vor der qualmenden Glut und steckt das Lammfleisch auf lange Spieße. Essen, essen, sagt er, Essen macht stark! Yasin steht neben seinem Papa, schaut bewundernd zu ihm herauf und ringt nach Luft. Er hat sich erkältet, weil er bei der

Hitze so oft in seinem neuen Planschbecken war und dort gar nicht mehr herauswollte. Das hat er nun davon, sagt seine Mutter und rührt eine große Schüssel mit Kartoffelsalat an. Heute ist Sonntag, heute ist es schön, heute will sie mal nicht an Krankheiten denken. Heute will sie einmal nur sie selbst sein.

Yasin sitzt strahlend am Tisch neben mir und stopft alles in sich herein, was ihm irgendwie schmecken könnte. Fleisch, Käse, Tomaten, Bonbons, Yoghurt und Oliven, ich denke nur, hoffentlich bleibt auch etwas drin von all den Köstlichkeiten, die er sich genüsslich auf die Zunge legt. Aber dann würgt er das meiste wieder aus und spuckt die weiche Pampe auf den Teller. Trotzdem sieht er sehr zufrieden aus. Er klettert auf den Schoß seines Papas, der sich rührend um ihn kümmert, und darf an einer warmen Cola nippen, die er immer gegen Brechdurchfall kriegt. Meral Sancar sagt, manchmal kommt es mir fast so vor, als übergibt er sich nur, damit er anschließend den braunen Saft trinken darf. Cennet schielt traurig auf die Cola ihres kleinen Bruders, sie muss ihr blödes Sprudelwasser trinken. In letzter Zeit fühlt sie sich oft benachteiligt und zurückgesetzt, immer Yasin, Yasin, Yasin, sagt sie mir später, ich habe meinen Bruder ja sehr lieb, aber ich bin doch auch noch da! Ich spreche ihre Mutter darauf an. Ich liebe alle meine Kinder, sagt sie, auch wenn sie mir Kummer machen, aber ich habe ein Kind, das mich am meisten braucht.

Erst vor kurzem hatte Meral Sancar wieder so ein Erlebnis, das sie sehr wütend machte und sie an dem Verstand mancher Menschen zweifeln ließ. An einer Kasse im Supermarkt, berichtete sie mir sehr erregt, glotzte eine jüngere Frau ihren kleinen Sohn an, der im Einkaufswagen hockte und mit seinen großen, braunen Augen zurückstierte. Die Frau guckte hin, wieder weg, wieder hin und wieder weg, bis sie verlegen lächelte und mit gepresster Stimme ausrief: »Ach, was für ein süßer Igelkopf!« Sie meinte damit Yasins stoppelige Haare, die ihm als kleine Büschel aus seinem kahlen Schädel ragten. Du dumme Kuh!, dachte Meral Sancar, kümmere dich gefälligst um deinen eigenen Kram. Sie konnte es nicht leiden, wenn man das Aussehen ihres Kindes verniedlichen wollte, aus so einer verfänglichen Feigheit heraus, nicht zu sagen, was man wirklich dachte. Da waren ihr, auch wenn sie es nicht gern zugab, solche Aufmunterungen schon lieber, wie sie sie kürzlich von der Mutter einer Arbeitskollegin erfahren hatte, als sie ihren Umgang mit der Krankheit in höchsten Tönen lobte: Ich bewundere dich, sagte sie, dass du Yasin nicht versteckst. Dass du ihn mitnimmst, dass du ihn jedem zeigst und dich nicht hinter deinem Selbstmitleid verbirgst. Ich finde das toll. Lass das!, soll Meral Sancar gesagt haben, lass das, denn alles, was ich mache, ist doch ganz normal.

Aber was war bei der Progerie noch normal? Was war normal im Leben einer Frau, die um das Leben ihres Kindes bangte und wusste, dass sie bald ein kleines Wesen in den Armen halten würde, das wie ein zittriger Greis aussah? Wie nur könnte es irgendwann gewöhnlich sein, wenn sie in ein paar Jahren einen alten Mann zur Schule bringen würde und ihm die Tasche tragen musste, weil er sonst unter der nicht gerade schweren Last einen Herzinfarkt bekommen könnte. Konnte da normales Denken überhaupt noch funktionieren? Reichte überhaupt der menschliche Verstand, um sich ein Kind vorzustellen, aus dem eines Tages die Knochen hervorstanden, die Gefäße hindurchschimmerten, wo sich die Vergänglichkeit so hungrig durch die Organe fraß, dass der nahe Tod für alle sichtbar wurde?

Meral Sancar brachte die Angst davor fast um, sie beherrschte ihr Denken, sie schlich ihr in die Träume, deshalb mochte sie das Wort *normal* nicht, weil nichts mehr in ihrem Leben jemals wieder normal sein konnte. Was sie tat, war für sie selbstverständlich im Alltag einer Mutter, sie versuchte ihren Kindern einfach nur Liebe zu geben, sie wollte sie zum Glauben erziehen, ihnen den Wunsch nach Menschlichkeit vorleben, und sie wusste, dass sie sich damit bei Yasin nicht mehr allzu viel Zeit lassen konnte.

Eine Reise ins Ungewisse

Es war August, die Sonne kochte die Straßen weich, und Deutschland stöhnte unter der Hitze. Nicht einmal die Nächte kühlten ab, und die Menschen strömten ins Freie, weil sie es in ihren Häusern nicht mehr aushielten. Die Zeitungen sprachen von einem Jahrhundertsommer, doch Meral Sancar sagte mir, als wir in dieser Schwüle mit Yasin auf der Wiese ihres Gartens spielten, ich weiß gar nicht, was sie alle wollen, es ist hier in diesem Sommer doch nur wie jedes Jahr in der Türkei. Wie früher bei ihr im Dorf, als sie als kleines Mädchen im Schatten der Olivenbäume auf den Wiesen lag und stundenlang an ihrer Heimat roch, bevor sie dann in das hastige Deutschland kam. Als man ihr sagte, wir müssen weg und dorthin, wo wir den Bauch voll kriegen. Damals unter den Bäumen hatte sie noch Frieden und kein krankes Kind, die Sorgen wurden einfach in die Wolken geblasen, alles war jung und frisch, die heiße Luft flimmerte und schmeckte nach Harmonie. Noch heute träumte sie oft davon und wollte dann am liebsten gar nicht mehr aufwachen. So warm war ihr dabei ums Herz.

Nicht das Wetter belastete sie, sondern die Schwere ihrer Gedanken erdrückte sie mehr als je zuvor. Wie nur sollte es weitergehen mit ihrem kleinen Sohn? Sie sah ihn hilflos schwitzen, zog ihm mehrmals am Tag die nassen Hemden aus, und manchmal hatte sie den Eindruck, dass er mit jedem Schweißausbruch winziger wurde. So, als würde er sich auflösen im Dunst des feuchten Körpers, um sich mit dem nächsten Windstoß friedlich davonzumachen. Ein zarter Hauch und weg ist er! Vielleicht, sagte sie mir, wäre das am besten für ihn, weil ihm dann so viel erspart bleiben würde. Aber Yasin dachte gar nicht daran, sich von der Melancholie seiner Mutter anstecken zu lassen. Er mischte sich ein, machte auf sich aufmerksam, zerrte am Lebenswillen seiner Eltern und planschte so oft wie möglich in seinem kleinen Wasserbecken im Garten. Er genoss die Sonne in vollen Zügen, und obwohl er so schwitzte, konnte es ihm in diesen wunderbaren Tagen gar nicht heiß genug sein. Dabei wirkte sein Spiel ernst wie immer, und er konzentrierte sich sogar beim Lachen, wenn er mit langem Anlauf kopfüber ins kühle Wasser sprang. Er kreischte und verschluckte sich glücklich. Wie viele andere Jungs zur gleichen Zeit auch.

Doch ich fühlte: Das alles war eine kleine, trügerische Idylle für ein Kind, das einfach nur normal sein wollte, besonders dann, wenn wildfremde Leute beim Vorbeigehen über den Zaun ihres Schrebergartens gafften und in stummer Neugier mit den Mienen ihrer Gesichter sprachen. *Was ist denn das für einer? Wieso ist der so klein? Warum sieht der so alt aus?* Meral Sancar kümmerte sich einfach nicht mehr darum, wie sie mir sagte, sie wollte nichts hören, nichts sehen, sondern nur die schöne Sommerzeit genießen. Sie wollte sie sich von keinem nehmen lassen, alle waren ja jetzt irgendwie anders, offener und aufmerksamer, und selbst in der Fabrik bekam sie wegen der Hitze plötzlich täglich zwei Flaschen Mineralwasser geschenkt. Meral Sancar redete und redete, schaute sich aber auch gern in schweigender Ergriffenheit den Sonnenuntergang im Garten an, und nur manchmal sagte sie Sätze wie diese, wenn sie glaubte, den Menschen mit ihrer aufgesetzten guten Laune auf die Nerven zu gehen: »Entschuldige«, sagte sie dann, »entschuldige, dass ich immer quatsche. Aber das musste jetzt einfach raus.« Ich muss reden, sagte sie mir, auch wenn mir keiner zuhört, ich muss reden, sonst sterbe ich an der Einsamkeit meiner Gefühle.

11. September 2003

Sie begegnen sich wie oft an der Stempeluhr in der Fabrik. Meral Sancar kommt und ihr Mann Ali geht. Erst sprechen sie auch heute wieder nicht miteinander, schweigen sich müde an, doch dann platzt es plötzlich aus Ali Sancar heraus, wie mir seine Frau später erzählt. Ich will mit, sagt er, ich will mit nach Magdeburg! Zum großen Treffen der Kinder, Eltern und Ärzte. Ich will sehen, wie Yasin eines Tages aussehen wird, ich will es wissen, jetzt, und nicht erst, wenn es zu spät ist und ich es nicht mehr aushalten kann. Meral Sancar ist sehr überrascht, aber sie freut sich auch über den unerwarteten Wunsch ihres Mannes. Dann komm doch mit, sagt sie, wenn du hier freikriegst. Ein paar Tage später ruft Thorsten Marquardt beim Schichtleiter an. Bitte, geben Sie ihm frei, sagt er, es ist doch so wichtig für ihn. Ali Sancar bekommt zwei Tage Urlaub.

25. September 2003

Wir fahren mit dem Auto zum großen Treffen in Magdeburg. Die Kinder und ihre Eltern kommen aus England, Italien, Polen, Belgien, Holland, Frankreich, Österreich, aus der Türkei und Deutschland, die Familie des Schmerzes hat sich wieder einmal zusammengefunden. Sie küsst und drückt sich in verlegener Ausgelassenheit, und immer folgt danach der ängstliche Blick auf die Kinder. Wer hat sich wieder wie stark verändert? Wer wird wohl nicht mehr lange leben? Wem geht es schlechter? Wem geht es besser? Sie sitzen alle in der

Halle eines schönen Hotels, beäugen sich skeptisch, schätzen sich ab, lachen laut und weinen leise. Sie fühlen sich gegenseitig angezogen, aber gleichzeitig auch abgestoßen. Ali Sancar wirkt fahrig, hockt in einer Polsterecke, stolz mit seinem kleinen Sohn auf dem Arm, und steckt sich eine Zigarette nach der anderen an. Langsam kommen die anderen Kinder näher, er schaut sie lange an, aber sein Blick scheint sie zu durchdringen, als fürchte er sich davor, an den tiefen Runzeln ihrer Gesichter haften zu bleiben.

Irgendwann springt Ali Sancar neben mir auf und bestellt sich ein Bier, während Yasin mit seinen krummen Fingern auf ein kleines Mädchen zeigt. Es ist Burcu, die er noch vom letzten Treffen kennt, sie schlurft zögernd heran, grinst müde unter ihrer steifen Perücke und zeigt allen, wie toll sie schielen kann, indem sie auf ihre warzige Nase guckt. Sie kann es noch viel besser als im letzten Jahr. Sie dreht ihre Augen in ein weißes Nichts, so weit, dass ich fürchte, die Pupillen würden niemals wieder zurückkommen. Yasin weiß nicht, was er von diesem traurigen alten Clown halten soll, er klammert sich ans Hosenbein seines Vaters, doch dann lässt er mutig los und zeigt wieder auf Burcu. Da, da, sagt er, da, da, da, kurze, schnelle Laute, die sich immer mehr zur Frage stammeln. Da, da?, fragt Yasin und blickt seine Eltern an. Doch was sollen sie ihm darauf schon antworten? Sollen sie vielleicht sagen, mein Süßer, schau ganz genau hin, eines Tages siehst du genauso aus? Yasin kräuselt seine Stirn, geht endlich auf das greise Mädchen zu, Burcu reißt ihn an sich und will ihn vergeblich umarmen. Ali Sancar nimmt einen tiefen Lungenzug und wischt sich hastig die Tränen aus den Augen. Er blickt sich verstohlen um, ob ihn jemand gesehen hat. Ich habe es gesehen, sage aber nichts. Türkische Männer weinen ja nicht.

Ein paar Türen weiter beginnt der Kongress der Ärzte. Thomas Brune hat die führenden Wissenschaftler aus Europa eingeladen und alle sind gekommen. Nur leider die ganz normalen Kinderärzte nicht, sagt er enttäuscht, als wir uns begrüßen. Dabei wäre es doch gerade für sie so wichtig gewesen, sich über die Progerie zu informieren. Weil sie die ersten sind, die diese Kinder sehen. Er läuft herum, freundlich, gehetzt, gibt den vielen angereisten Sendern ständig Fernsehinterviews und muss sich mit schwierigen genetischen Fragen auseinander setzen, während ihn die Eltern andauernd fragen, wann sie denn morgen ins Hallenbad fahren. Thomas Brune ist erregt. Nie mehr, sagt er mir, nie mehr tue ich mir das an, denn seit Wochen schwelt ein großer Streit über die Organisation dieses Treffens. Einige Eltern halten nur die Hand auf, wollen alles nachgetragen haben und beklagen sich auch noch, während ich ihnen hier durch örtliche Sponsoren alles umsonst besorge. Hotelzimmer, Flugtickets, Essen, Getränke und Eintrittskarten. Herr Brune, ruft eine Mutter, wann besuchen wir das Spielhaus?

Er flüchtet vor so viel dreister Selbstverständlichkeit, vor Menschen, die immer nur nehmen. Schließlich geht es hier um Progerie und nicht um die Penetranz irgendeiner Vereinsvorsitzenden. Immer öfter verschwindet er im Konferenzsaal, hier sind nur wenige Eltern, die auf ihn lauern, weil sie kein einziges Wort verstehen würden. Denn die Damen und Herren Mediziner kauern hier in ihren tiefen Sitzen und werfen nacheinander mit einem Projektor ihre neuesten Erkenntnisse an die Wand. Ich höre mir ein paar Vorträge an und begreife weniger als nichts. Sie reden und diskutieren auf Englisch über »Mutations in LMNA encoding lamin A type proteins in Hutchinson-Gilford Progeria and functional exploration of progeroid syndromes« oder über »Diagnosis and Differential Diagnosis of a Typical Case of HGPS with the classical Mutation in Lamin A/C Exon 608«, und dabei sehen einige von ihnen so wichtigtuerisch aus, als stünden sie während ihrer Vorträge immer wieder kurz vor dem Neubeginn der Schöpfungsgeschichte. In einer Ecke stehen achtlos Kameras und Stative herum. Sie warten bestimmt nicht auf die Ärzte, denke ich, sondern auf die Bilder von alten Kindern.

Auf mich wirkte das Treffen sehr skurril, weil *vor* den Türen der Wissenschaft eine Krankheit stattfand, über die sie *hinter* den Türen so klug daherredeten. Da draußen war die Progerie überall, auf den Zimmern, in der Vorhalle, im Frühstücksraum, keiner konnte ihrem Anblick entkommen, es gab keine Flucht vor ihrer Grausamkeit. Sie stand den Kindern ins Gesicht geschrieben, sie schlug mit ihrer ganzen körperlichen Brutalität zu, und jeder, der den älteren Kindern vorsichtig an die Knochen fasste, konnte spüren, wie sie knackten. Jeder konnte ihnen in ihre leeren Augen schauen, wenn er sich traute, und über zarte Arme streichen, die sich härter als Leder anfühlten. Jeder konnte sie auch in die Arme nehmen, an kleinen, rasenden Herzchen lauschen und die Hast des Lebens klopfen hören. Aber kaum einer hielt ihnen die Arme auf, und in meine liefen sie schon gar nicht, weil ich den meisten immer noch zu fremd war. Nur die Eltern kümmerten sich um sie, während die zahlreichen Journalisten herzzerreißende Bilder wollten und die Ärzte ihre schlauen Erkenntnisse. Ja, selbst sie, die Wissenschaftler, machten einen großen Bogen um die Krankheit, um die es ihnen eigentlich ging. Ich dachte, sie mögen sie wohl lieber auf den Dias und im Reagenzglas, und im nächsten Moment überlegte ich, dass ich ihnen mit dieser Einschätzung wohl unrecht tat.

Manchmal drangen ihre wortreichen Vorträge durch die Türen, wenn sie sich darüber stritten, wie sie nun mit den neuen Erkenntnissen umgehen sollten, und manchmal hätte man ihnen schon gern zugerufen: Kümmert euch nicht um eure Eitelkeiten, sondern rauft euch zusammen, um gemeinsam Kindern zu helfen! Kinder, die es wirklich brauchen! Doch am Ende der Veranstaltung würde ein Forscher aus Marseille vorschlagen, beim nächsten Treffen in Frankreich auf die Anwesenheit der Eltern und Kinder ganz zu verzichten.

Ich spreche nicht über meine Gefühle, sagte Ali Sancar, während seine Frau neben mir saß und meinte: Ach, lass ihn erst mal ein paar Bier getrunken haben. Yasins Vater gab sich trotzdem große Mühe, war aufgeschlossen und nett, und hörte sich geduldig an, was es wirklich Wichtiges in der Welt der Progerie gab. Aber was er hörte, traf ihn mitten in sein Herz. Er hörte, dass die kleine Mégane aus Frankreich Morphium nimmt, weil ihr die Gelenke so furchtbar schmerzen; er hörte, dass Sarahs Mutter an das baldige Ende ihrer Tochter glaubt, und er hörte, dass andere Kinder einen 13-jährigen Jungen mit Progerie in der Türkei auf einem Schulhof in eine Abfalltonne gesteckt und den Deckel so fest zugehalten hatten, dass er fast darin erstickt wäre. Du bist so hässlich, du gehörst auf den Müll, riefen sie, seitdem wollte der Junge natürlich nicht mehr in seine Klasse gehen und schrie jedes Mal vor Entsetzen, wenn er nur in die Nähe der Schule kam. Wo Ali Sancar auch hinhörte, kamen ihm solche Schauergeschichten zu Ohren, die ihn nicht gerade zugänglicher machten, und ich sah ihm an, wie unwohl er sich fühlte. Aber die Eltern redeten und redeten weiter, alles musste raus, während ihre Kinder über dem Teppich des Hotels tollten oder sich im nächsten Augenblick erschöpft in einen Sessel fallen ließen. Überall wurden Fotos gemacht und die Kinder ertrugen die vielen Blitzlichter mit großer Gelassenheit. Sie kannten es ja auch nicht anders: Lächele, Sammy, weine nicht, Sarah, guck mal, Burcu, wir wollen doch nur ein Foto von euch machen, und ich dachte, als ich dabei stand: Es könnte vielleicht das letzte sein.

Am späten Nachmittag hielten Thomas Brune und Thorsten Marquardt ihre Vorträge, sie berichteten von ihren Ergebnissen in der praktischen Forschung, sie sprachen von großen Fortschritten, die Mut machen sollten, und als Thorsten Marquardt sprach, betrat ich mit Meral Sancar und ihrem Mann den Saal. Sie wirkten fast verstohlen auf mich und blickten unsicher umher, als hätten sie nichts zu suchen an dem Ort, an dem es vor allem um die Krankheit ihres Sohnes ging. Wir saßen ganz hinten, und ich hatte den Eindruck, dass sie sich verlegen in das Dunkel ihrer Stuhlreihe duckten. Außerdem konnten sie Yasin kaum beruhigen, der jetzt sicher viel lieber gespielt hätte, als sich seine eigenen Bilder dort vorne auf der riesigen Leinwand anzusehen. Dort vorne wurde *Patient SYC* gezeigt, während *Patient SYC* ein paar Reihen weiter an der Brust seiner Mutter saugte. Thorsten Marquardt zeigte Schautafeln, Grafiken, Tabellen und selbstverständlich tauchte nirgendwo der Name seines kleinen, berühmten Patienten auf. Stattdessen stand nur *g.34169-34180.del 12* über irgendwelchen, schwer zu begreifenden Formeln, doch als Meral Sancar plötzlich einige ältere Bilder ihres Sohnes entdeckte, hielt sie sich die Hände vor die Augen und flüsterte mit Tränen in den Augen: Mein Gott, wie viele Haare er früher hatte. Ich fühlte, wie sie diesen Vortrag da vorn kaum noch ertragen konnte, denn die Bilder waren von einer großen, grausamen Ehrlichkeit, und während sich der Arzt an seinem Pult begeistert über die Gene des Vaters, der Mutter, der Tochter und eines der Söhne ausließ, während er auf der Leinwand dicke Beziehungspfeile zwischen den Generationen und Geschlechtern zog, schlichen sich die Sancars wieder hinaus aus dem Raum.

Was jetzt kam, hatten sie schon vor einiger Zeit gehört. Die Wahrscheinlichkeit, dass sie noch ein Kind mit Progerie bekommen würden, lag bei fünfundzwanzig Prozent, das muss ich nicht noch einmal hören, sagte mir Meral Sancar, als ich noch sitzen blieb. Ich will nur noch raus, sagte sie, da war es wieder, dieses grausame Gefühl, es kroch herauf durch ihren Hals, es schmerzte und brannte, und irgendwann drohte der Kopf zu zerspringen. Nur noch raus! Den besten Vortrag hatte sie ohnehin verpasst. Vor einer Stunde hatte eine Mutter aus Holland gesprochen, deren Sohn an Progerie gestorben war. »Das Leben ist eine Reise ins Ungewisse«, sagte sie, »es kommt nicht nur auf die Kraft der Medizin an, denn die größte Kraft liegt in der Liebe.« Die würde den Kindern helfen, mehr als jedes Gen dieser Welt, und während dieser bewegenden Worte, die selbst einigen Ärzten die Tränen in die Augen getrieben hatten, wurde ein Bild an die Wand geworfen, das eindringlicher nicht sein konnte. Es zeigte eine zerfurchte, kleine Hand, fünf dünne Knochen unter rissiger, schwarzer Haut, die sich auf das warme Weiche einer weiblichen Hüfte legten. Sie klammerten wie zum Trost am weichen Fleisch der Frau. »Ich glaube an die Kraft der Liebe«, sagte die Mutter, »gerade über den Tod meines Sohnes hinaus.«

Als ich Thomas Brune am nächsten Morgen traf, sah er sehr erschöpft aus. Die gestrigen Vorträge schienen ihn doch sehr geschafft zu haben, das ständige Zerren an ihm, die vielen Interviews, das Drängen der Eltern und das Auseinandersetzen mit der Wissenschaft. Außerdem war er gestern Abend mit mir bis spät in die Nacht hinein auf einem Wohltätigkeitskonzert der Gruppe *Extrabreit* gewesen, die er noch persönlich aus seiner Hagener Schulzeit kannte. Der Sänger hatte ein besseres Abitur als der Arzt, war vor zwei Tagen zur allgemeinen Erheiterung in einer Magdeburger Tageszeitung zu lesen. Kommt alle und helft mit eurem Eintritt!, lautete der Aufruf, doch es erschienen nicht mehr als fünfzig zahlende Zuschauer, obwohl Thomas Brune fest mit einer höheren Einnahme gerechnet hatte. Jetzt stand er in der Empfangshalle des Hotels, und alle fragten ihn wieder, wie es denn nun weitergehen sollte. Herr Brune hier, Herr Brune da, und endlich kam der gemietete Linienbus, mit dem wir in ein großes Spielhaus am Rande der Stadt fahren wollten, drei Wagen mit Kamerateams gleich hinterher. Die Journalisten hofften dort endlich mehr Kontakt zu den Kindern zu bekommen, sie aber waren von einem scheuen Starrsinn und wollten einfach nicht mit ihnen reden. Fast war ich ein wenig stolz auf sie. Kranke Kinder können so wunderbar stur sein.

Das Spielhaus ist von Kindern entworfen und gebaut worden, alles war bunt, rund und krumm, und einige Fenster hatten die Formen von glitzernden Sternen. An einer Treppe hing ein Schild, auf dem »Kinder haben das Recht, so gesund wie möglich zu leben« stand. Eine Mutter musste es ihrem kleinen kranken Jungen vorlesen, der vor Schwäche nicht mehr die Stufen hochkam. Sie las es ihm ganz langsam vor, immer und immer wieder, und zum Schluss brach sie in Tränen aus. Währenddessen liefen überall Reporter mit ihren aufgeschlagenen Blöcken herum, im Garten surrten Kameras und blendeten Scheinwerfer, und in jeder Ecke wurden unter Tonangeln eilig gedrehte Einzelschicksale aufgenommen. Einige wenige Eltern schienen die Aufmerksamkeit, ein sichtbar krankes Kind zu haben, sogar richtig zu genießen, jedenfalls empfand ich es mehrmals so. Ein junger Mitarbeiter von Thorsten Marquardt saß auf einem wackligen Stuhl in der Ecke, ließ sich ein Stück Käsekuchen schmecken und sagte mir, dass er froh war, endlich einmal ein paar kleine Patienten getroffen zu haben, deren Namen er bisher nur von den Schildchen der Blutröhrchen kannte. Das hier ist mir wichtig, meinte er, das brauchst du, um ein guter Arzt zu werden.

26. September 2003

Am zweiten Tag des Treffens geht es auf eine Sommerrodelbahn, die Kinder sind sehr ausgelassen und finden immer jemanden, der sich mit ihnen auf einem Schlitten durch eine Art Blechwanne den steilen Hang hinunterstürzt. Allein dürfen sie es nicht, ihnen fehlt die Kraft für das Bremsen mit dem Hebel. Ein kleines Mädchen aus Freiburg trägt eine Halskrause, sie kann den Kopf nicht mehr halten, weil sie nicht nur an Progerie, sondern auch an Muskelschwund leidet. Bald wird sie vor Schwäche nicht mehr gehen können. Sie strahlt vor Freude, ein Lächeln huscht über ihr bleiches Gesicht, sie sieht in ihrem hellen Kleidchen wie ein kleiner, eingeklemmter Engel aus, der endlich wieder fliegen darf. Die meisten können gar nicht genug vom Rodeln bekommen. Noch mal, noch mal, rufen sie, zwei Stunden lang sind sie so wunderbar normal wie alle Kinder, die sich einfach nur freuen. Yasin zögert lange, bis er sich überwindet, den Berg hinunterzudonnern. Mit mir will er nicht, so oft ich ihn auch frage. Also zwängt sich seine Mutter mit ihm in den Rodel und bremst mehr, als dass sie fährt. Immer wenn es zu schnell wird, kriegt Yasin Angst.

Neun freundliche Auszubildende von Ford mischen sich unter die fröhliche Gesellschaft. Sie buhlen ein wenig um das Wohlwollen der Kinder und haben ihnen rote Plastikautos mitgebracht, mit denen sie nach der Rückkehr zum Spiel-

haus mit Begeisterung um die Wette fahren. Wir wollen einfach nur Gutes tun, sagt ein türkischer junger Mann aus dem Autowerk, mit dem ich mich länger unterhalte. Er spürt meine Zweifel und setzt dazu an, mich mit weit ausholenden Sätzen zu überzeugen. Wir opfern unsere Freizeit, sagt er, und wollen beweisen, dass große Konzerne auch eine soziale Ader haben können. Er nennt es »neue Strukturen aufbauen«. Auch in der Zukunft wollen sie bei den Treffen der Eltern dabei sein, ihnen zum Transport Fahrzeuge zur Verfügung stellen und eine Internetseite einrichten. Wir kommen wieder, sagt der junge Türke, der selbst einen nahen Verwandten im Rollstuhl sitzen hat. Zum Schluss bin ich von seiner Aufrichtigkeit überzeugt.

Ali Sancar ist währenddessen im Hotel geblieben und hat sich mit Thorsten Marquardt unterhalten, wie ich später erfuhr. Eine Dolmetscherin hilft ihnen dabei, doch das Gespräch verläuft schleppend. Fragen Sie, forderte der Arzt ihn auf, fragen Sie, aber seine Fragen kommen nur zögerlich. Yasins Vater ist sehr unsicher, sein Bild vom starken Mann fällt täglich mehr in sich zusammen, er hatte sich doch immer so sehnlichst einen Sohn gewünscht, sagt er, und dann so was. Ein Junge, der nicht richtig wächst und lange vor ihm ein alter Mann sein wird! Etwas derartiges kann man doch gar nicht begreifen, sagt Ali Sancar. Er sieht die aufgemalten Zeichnungen auf der Serviette, die Kreise und Striche, die irgendwelche Gene oder Zellen sein sollen. Das alles ist zu viel für ihn, auch wenn sich der Arzt beim Erklären noch so viel Mühe gibt. Am Ende sagt Ali Sancar mit Tränen in den Augen, bei der Geburt habe ich Yasin in Gottes Hände gegeben, jetzt gebe ich ihn in Ihre, und Thorsten Marquardt fragt mich später: Kann es für einen Arzt ein schöneres Kompliment geben?

Als die Sancars wieder nach Hause kamen, war wie immer alles nur Trott. Die gleichen Vorwürfe, die gleichen Ängste, die gleiche Sturheit, das gleiche Schweigen. Die guten Vorsätze hielten nicht, kaum dass sie die Türen hinter sich geschlossen hatten, und die stille Erwartung, dass sich etwas geändert haben könnte, war nur von kurzer Dauer. Die Mutter redete, Yasin schrie, und der Vater schwieg. Alles wie immer, sagte Meral Sancar, als ich sie nach der Wirkung des Treffens fragte, alles wie immer, nichts ist anders als vorher. Sie war sehr enttäuscht darüber, weil sie doch gehofft hatte, dass der Anblick der Kinder ihren Mann dazu veranlassen würde, die Tore seiner verschlossenen Gefühlswelt zu öffnen. Aber kaum waren sie in ihrer Wohnung, kaum waren sie wieder unter sich, wurde gestritten, lief Mehmet davon, und sie selbst bekam solch höllische Kopfschmerzen, dass sie sich schon abends um acht ins Bett legen musste. Ihre Geschichte holte sie ein, sie konnten ihr nicht entkommen, und in ihrer Wohnung gab es schon gar keine Möglichkeiten zur Flucht.

Irgendwann am Nachmittag tauchte ihr ältester Sohn wieder auf. Wenigstens das, sagte sie, ich möchte meine Kinder immer alle zusammen haben, und legte ihren kleinen Yasin fiebernd an die Brust. Seit Tagen taten ihr die Knochen weh, dass sie sich kaum mehr bewegen konnte. Ich komme mir oft blöd vor, sagte sie, alle glauben immer, dass mein Mann so nett ist, aber sie wissen nicht, wie er sich zu Hause verhält. Ich bin ja nicht auf die Schnauze gefallen und rede oft zu viel, aber dass er überhaupt nie etwas sagt, bringt mich fast um. Ich fühle mich dann so allein gelassen. So einsam wie früher als kleines Mädchen, wenn sie sich nach einer Auseinandersetzung mit ihrer Mutter unter dem Bett verkroch und am Ende doch ihre Tracht Prügel bekam. Diese alten Erinnerungen kommen, wenn sie müde gegen die Decke stiert. Dann liege ich mit offenen Augen da, sagte sie, und träume mich in meine Heimat zurück. *Ich träume mich in meine Heimat zurück!* Das hörte ich oft von ihr, wenn es ihr schlecht ging, und weil ich es auch von mir kannte, konnte ich es nur zu gut verstehen. Doch während ich meine Heimat häufig mit der Sorglosigkeit meiner Kindheit verband, mit dem Spielen auf dem Fußballplatz oder dem Drachensteigen auf dem Feld, war es bei Meral Sancar eine viel tiefere Rückbesinnung. Sie kann, sagte sie mir, ihre Heimat riechen, fühlen und in den Träumen nach ihr greifen. Wie sehr, dachte ich, muss sie sich nach ihrem früheren Leben sehnen?

Sie roch die Erde ihres Dorfes, so einen frischen, kühlen Geruch, den es nur dort gibt, wo sie geboren wurde. Sie roch ihn bis in ihre Träume, und sie hoffte, dass Yasin ihn eines Tages auch riechen würde. Als Kind habe ich einmal die Erde aus unserem Garten gegessen, sagte sie, ich habe sie mir einfach in den Mund gestopft, habe sie auf der Zunge gespürt, seitdem lässt mich die Erinnerung daran nicht mehr los. Sie schmeckte die Erde ihrer Heimat, und selbst wenn sie traurig war, schmeckte sie niemals bitter.

Von Leid und Neid

Schon als Meral Sancar hastig die Wohnungstür hinter uns schloss und Yasin verstört auf meinen Schoß kroch, wusste ich, da musste wieder etwas raus. Ich dachte, da hatte sich wieder eine Wut aufs Leben aufgestaut oder vielleicht auch nur irgendein Zweifel verirrt, der gewaltig an ihrem Glauben nagte, denn mittlerweile hatte ich ein untrügliches Gefühl für die Stimmungen in dieser Familie entwickelt. Ich spielte mit Yasin, wir krochen zur Begrüßung über die weite Steppe des bunten Teppichs und machten nebenher noch einen kleinen Turm aus Bauklötzen dem Erdboden gleich. Doch als seine Mutter mit dem Tee aus der Küche kam, nahm sie mich wichtig zur Seite und berichtete mir in allen Einzelheiten von einer Begebenheit, die sich erst vor ein paar Tagen ereignet hatte.

Sie erzählte mir von dem Besuch einer Frau. Sie wohnte ganz in der Nähe und hatte auch ein krankes Kind, sie wirkte gehetzt und meinte gleich, dass sie nicht lange bleiben könnte. Sie wollte keinen Kaffee, keinen Kuchen, sie war sehr unruhig und sagte, machen Sie sich keine Umstände, ich werde Sie nicht lange aufhalten. Denn unten im Flur wartete ihre kleine Tochter, die zu wenig Kraft besaß, um es bis in den zweiten Stock zu schaffen. Sie hatte Glasknochen und war so schwach, dass sie sich nur noch im Rollstuhl oder mit Rutschen auf dem Hinterteil fortbewegen konnte. Sie war nicht in der Lage, ihr eigenes Gewicht zu tragen, weil ihre

Knochen so dünn waren, dass sie ständig brechen konnten. Ihre Schwester ist bei Cennet auf der Schule und hatte sie erst vor ein paar Monaten damit geärgert, weil sie ihr frech und laut hinterherrief: »Unsere Heike ist aber viel kränker als euer Yasin!« Das hatte Cennet bis heute nicht vergessen, denn solche scheußlichen Vergleiche konnte sie nun überhaupt nicht verstehen.

Jetzt saß Heike vor der Haustür und wartete auf ihre Mutter. Meral Sancar war das Mädchen schon lange vorher aufgefallen und hatte es vor ein paar Jahren zum ersten Mal aus ihrem Küchenfenster gesehen, wie es ganz langsam mit dem Rollstuhl fuhr, und gedacht: Lieber Himmel, das arme Kind! So ein großer Kopf und so ein kleiner Körper! Sie weiß es noch wie heute, weil sie mit Yasin schwanger war und sie dort mit ihrem dicken Bauch in der Küche stand und an dem Unrecht in dieser Welt verzweifelte. Wie kann Gott das nur zulassen?, fragte sie sich, und sie wusste natürlich damals noch nicht, dass er bei ihr noch viel mehr zulassen würde. *Das arme Kind!* Zu dieser Zeit blieb das Leid noch weit weg vor ihrem Fenster, während sie ihr Kind ganz nah unter ihrem Herzen spürte. Das Leid gab es nur als irgendetwas Unbegreifliches, als einen befremdlichen Zustand, den man nicht wahrhaben wollte, doch schon bald konnte sie ihre eigene Not mit Händen greifen.

So also beäugten sie sich an diesem Vormittag im Wohnzimmer, berichtete Meral Sancar mir, sie sahen sich abschätzend an, schauten Yasin beim Spielen zu und stocherten gegenseitig in ihrer Neugier herum. Fast belauerten sie sich gegenseitig. Denn auch sie konnten sich nicht von ihren Vorbehalten frei machen, obwohl sie es immer bei anderen beklagten, und natürlich glaubten beide fest daran, dass es ihr jeweiliges Schicksal besonders schlecht mit ihnen meinte. Sie folgten Yasin mit ihren Blicken, beäugten jeden seiner tapsigen Schritte, sie lächelten sich unsicher an und tauschten belanglose Freundlichkeiten aus, bis die Frau dann doch zur Sache kam und den wahren Grund ihres Kommens nannte. Sie wollte wissen, wie viel Meral Sancar aus der Pflegeversicherung für ihren Sohn bekam, und als sie hörte, dass sie mehr Geld kriegte, weil man Yasin höher einstufte als ihre Tochter, glaubte Meral Sancar in den Augen der Mutter nicht nur Enttäuschung, sondern auch Neid zu erblicken. So eine Abwägung, die zu sagen schien, ja, auch du hast ein Kind, das krank ist, und es tut mir sehr Leid für dich. Ich habe nämlich gehört, es wird eines Tages wie ein alter Mann aussehen und sicher wird das kein schöner Anblick sein. Aber jetzt, was ist jetzt? Schau nur, es kann laufen! Dein Sohn kann laufen, während meine Tochter nicht einmal mehr die Treppe hochkommt. Er kann gegen Bälle treten, kann kriechen und hopsen, aber mein Kind muss hilflos auf dem Hintern rutschen, weil es sich sonst die Beine bricht. Die Frau konnte ihre Augen einfach nicht abwenden von dem kleinen Jungen, der vor ihren Füßen spielte. Sie stand da und erstarrte in unverhohlener Abneigung, und Meral Sancar dachte, dass diese Blicke mehr sagten als jedes noch so harte Wort. Sie war froh, als die Frau wieder ging, denn es machte sie sehr traurig, dass es selbst unter Müttern so wenig Möglichkeiten gab, sich gemeinsam in den Trost zu flüchten.

Was ist los, fragte sie mich, als sie mir alles erzählt hatte. Ist das deutsch? Gönnt der eine Mensch dem anderen nichts? Sind wir denn wirklich schon so weit, dass wir die Krankheit unserer Kinder nach ihrem Pflegesatz berechnen? Ich konnte ihr keine kluge Antwort darauf geben, und ob diese Missgunst deutsch ist, wusste ich auch nicht. Aber ich berichtete ihr von meinen Erfahrungen, die ich mit meinem Sohn gemacht hatte. Dass ich damals diese traurige Eifersucht spürte, wenn Eltern sich ernsthaft darüber unterhielten, welches Kind nun kränker sei. Ob es furchtbarer ist, ein Bein zu verlieren oder einem kleinen Mädchen die Eierstöcke herauszunehmen? Ob man den Krebs so lange vergiften sollte, bis das Herz versagt, oder ob ein Tod vielleicht dadurch erträglicher wird, indem man medizinisch gar nichts mehr unternimmt? Ich kannte Mütter und auch Väter, die sich beim Abendessen laut darüber stritten, welches ihrer Kinder mehr rote Blutkörperchen hatte oder mehr Wochen auf der Intensivstation lag, und nicht selten waren sie neidisch auf jedes Kind, das endlich nach Hause durfte. Die haben es geschafft und wir nicht! Warum die und nicht wir? Warum haben sie einen Zustand erreicht, den die Ärzte so umständlich *ereignisfreies Überleben* nannten, während wir das Grab für unseren Sohn aussuchen mussten?

Ich selbst hatte mich niemals an diesem Wahnsinn des Vergleichens beteiligt, aber es war mir in diesem Moment ein großes Bedürfnis, dass Meral Sancar davon erfuhr. Siehst du, sagte ich ihr, auch das ist möglich, da geht es um viel mehr als nur ums Geld, und es bereitet mir noch heute große Übelkeit, wenn ich nur daran denke. Auch das ist möglich! Ich sagte es ihr mit Tränen in den Augen, mit ihrem süßen Sohn auf meinem Schoß, und in diesem Moment war es mir zum ersten Mal völlig egal, ob ich seiner Mutter damit Angst machen würde. Wir sahen uns nur traurig an und blieben für eine lange Weile still. Wir wollten weinen, einfach nur weinen.

14. November 2003

Draußen ist es kalt, nachts gibt es den ersten Frost, und Yasin hat wieder einmal einen schlimmen Schnupfen. Er friert an den Füßen, die Nase läuft, und der Schleim sitzt so fest in seinem Rachen, dass er oft würgen muss, bis er sich übergibt. Ständig muss Meral Sancar neue Bettwäsche aufziehen, wenn sie morgens von der Nachtschicht kommt. Sie weiß nicht mehr, wo ihr der Kopf steht und schimpft auf den lieben Gott. Weil sonst keiner da ist, sagt sie und schimpft auch mit mir, als ich am Telefon lache. Da gibt es nichts zu lachen, sagt sie, außerdem ist Mehmet seit zwei Wochen nicht nach Hause gekommen und will auch nicht mehr zurück. »Ich möchte ihn aber wiederhaben!«, ruft sie, »ich möchte immer alle Kinder um mich haben. Ich möchte eine gute Mutter sein!« Wenn man wegläuft, hat sie ihm hinterhergeschrien, löst man keine Probleme! Doch Mehmet will sein eigenes Leben leben, und als er in seinem Zimmer die Klamotten zusammenpackt, soll er seine Mutter vorwurfsvoll gefragt haben: Warum hast du nur so viele Kinder in die Welt gesetzt? Als er mit der schweren Tasche in der Hand die Wohnung verließ, konnte sie Mehmet nicht hinterhersehen. Es schmerzt sie zu sehr. Bin ja noch immer seine Mutter, sagt sie mir, bevor sie auflegt.

Es war Ende November, die moslemische Fastenzeit ging vorüber, und Meral Sancar erschien es fast wie ein Glück, dass es an den Herbsttagen so früh dunkel wurde. Da hatte sie sich wenigstens schon am späten Nachmittag stärken können, wenn die Sonne unterging, und musste nicht so lange Hunger schieben wie bei einem *Ramadan* im Sommer. Die Kraft durchs Essen brauche ich auch, sagte sie mir, als ich für einige Stunden vorbeikam, ich brauche sie, genauso wie sie mein kleiner Yasin braucht. Aber als wir dann gemeinsam am Tisch saßen und ich ihn so lange an einem Stück Fladenbrot kauen sah, bis es sich matschig über sein Hemd verteilte, dachte ich: Für ihn ist eigentlich immer Fastenzeit! Er fühlt mit seinem Mund, wie etwas schmeckt, er riecht mit seiner engen Nase, was er in seinen krummen Fingern hält, er spielt mit dem Käse und lutscht am Obst, er lächelt, er weint, er schreit, er schweigt, aber wann zum Teufel schluckt er endlich? Manchmal saß ich neben ihm, rutschte unruhig auf dem Stuhl herum und begann in Gedanken die Minuten zu zählen, bis er irgendwas aus seinem Rachen in den Magen sinken ließ. Da, jetzt! Ich atmete jedes Mal auf, wenn sich seine Kehle bewegte, und dachte: Jetzt ist er wieder ein paar Gramm schwerer.

Seine Mutter war schlank geworden, und beinahe schien mir diese Feststellung abwegig zu sein, als ich dabei ihren dürren Sohn betrachtete. Sie trug weiße Hosen, weiße Blusen, weiße Schuhe, und alles wirkte erstaunlich zufrieden in ihrer hübschen Aufgeräumtheit. Eine stolze, türkische Frau, dachte ich, die sich für Gott schön machen wollte, obwohl er sie so oft enttäuschte. Denn eigentlich war es auch in diesem Jahr kein guter Ramadan für sie gewesen, die vielen Sorgen um die Kinder, der Streit mit ihrem Mann, die langen Stunden in der Fabrik, und dann auch noch diese verrückten Selbstmordattentäter in Istanbul, die sich im Namen Gottes in die Luft gesprengt und so viele unschuldige Menschen in den Tod gerissen hatten. Sag mir, was soll daran Glaube sein?, fragte sie mich, als wir die Nachrichten im Fernsehen sahen. Immer töten und hassen! Warum nennen sich heutzutage selbst die Mörder fromm? Und wer soll unsere Kinder schützen? Sie wollte nur Liebe und Frieden, wie oft schon konnte ich das hören, sie wollte Gerechtigkeit auf der Welt, doch ich hatte das Gefühl, daran glaubte sie gerade dann nicht, wenn sie Yasin in den Armen hielt.

Heute jedoch hatte sie die Fenster geputzt, sich frische Orchideen in die Wohnung gestellt und versucht, den Trübsinn einfach wegzuwischen, mit dem gleichen Eifer, wie sie mit dem nassen Lappen über die Scheiben ihres Wohnzimmers fuhr. Ich putze immer, wenn es mir schlecht geht, teilte sie mir mit einem Gesicht mit, als hätte ich sie bei einem Geheimnis ertappt, und zugleich sagte sie es mit einer Überzeugung, als könnte ihre Angst dabei im schmutzigen Wasser des Putzeimers bleiben. An diesem Nachmittag sprach sie sehr viel vom Reinigen ihrer Seele, vom Säubern ihrer Wohnung, während Yasin alles wieder dreckig machte, und fast klang das, was sie da in großen Worten vor mir ausbreitete, wie der zweifelhafte Versuch, das Leben mit Putzen ins Reine zu bringen. Das ist beinahe philosophisch, dachte ich, als ich mir diese Eindrücke notierte, und wohl nur so ist es zu erklären, dass dort plötzlich Sätze wie diese standen: »Sie wischte und wischte und wollte vieles klarer sehen, sie wollte sich neue Standpunkte schaffen, die Türen aufreißen, frische Hoffnungen hereinlassen und mit jedem Windhauch Dasein spüren. Sie wollte leicht sein, sich mit Glück betäuben, aus dem Alltag fliehen, aber natürlich waren das nur stille Wünsche, und am Ende blieben oft nur die sauberen Fenster ihres Wohnzimmers übrig.« Ich war mir sicher, sie wird laut lachen, wenn sie das liest.

Aber dann war Träumen wieder verboten, es kam der harte Schnitt des Alltags, die Wirklichkeit holte sie ein und die Wirklichkeit hieß: Yasin schrie sich die Seele aus dem Leib, weil er sich nicht die schiefen, bis ins rohe Fleisch wachsenden Zehennägel schneiden lassen wollte. Wirklichkeit hieß: Die Krankenkasse wollte nicht mehr für die Kosten eines juckreizstillenden Ölbades aufkommen, das ihr Sohn so sehr brauchte zur Linderung seiner brennenden Haut, während sich jede noch halbwegs rüstige Oma alle möglichen Hautcremes vom Arzt verschreiben lassen konnte. Und Wirklichkeit hieß auch, was Meral Sancar in einem Krankenhaus in ihrer Stadt erlebte, als eine betagte Dame im Rollstuhl zu ihr in den Fahrstuhl fuhr und beim Anblick von Yasin erstaunt ausstieß: »Ach, guck mal, ein kleiner, alter Mann!« Vielen Dank, hätte Meral Sancar am liebsten zurückgerufen, vielen Dank, wir haben verstanden! Aber im Stillen dachte sie, selber alt, du blöde Kuh!

Es gibt auch keine Wünsche, die man erzwingen kann, sagte sie mir weiter, an diesen heiligen Tagen zum Ende der Fastenzeit, und warum sollte jetzt irgendetwas anders sein? Nur weil sie glaubte, die Zeit der Freude sei gekommen, die Zeit der Hoffnung und Besinnung, nur weil sie sich so sehr danach sehnte, dass man ihr Kind nicht mehr so anglotzen würde? Sie wollte sich einfach nur besser fühlen, sich über kleine Gesten freuen, über die Geste von gestern zum Beispiel, als ihr Ahmet nach der Rückkehr aus der Moschee die Hand küsste, wie es strenge Sitte unter den Türken ist. Das ist ein Glück, das auch die Herzen küsst, sagte sie mir, und so sollte es am besten weitergehen. Aber so ging es nicht weiter. Freudentage können zwar Stimmungen schaffen, doch keine Meinungen ändern, und niemand wusste das besser als Meral Sancar, als sie wieder den Würgegriff ihrer vielen Pflichten spürte. Dieses Mal wollte sie nichts verwischen, nichts verdrängen, dieses Mal hatte sie sich im Ramadan ganz fest vorgenommen, sich besonders an den kleinen Schritten zu erfreuen. Sie wollte sich zum Beispiel daran erfreuen, dass Yasin ganz allmählich offener wurde und seine spröde Skepsis einem bedächtigen Vertrauen wich, wenn er freudig auf den Rücken seiner Tante Fathma kletterte, mit ihr spielte und herumalberte, und kurz bevor ich wieder ging, sagte Meral Sancar mir: »Ich glaube, jetzt wird er groß!« *Jetzt wird er groß!* Das hatte eine sehr anrührende Bedeutung bei einem zarten, zittrigen Kind, das ziemlich verloren auf den Beinen ihrer Schwester saß und mit seinen dreißig Monaten nicht mehr als acht Kilo wog.

Acht Kilo und kleiner als ein Meter! Ich muss in kleinen Schritten denken, sagte sie, in kleinen Schritten beim *größer werden.* Sie dachte an Größe und meinte das Alter, aber seitdem ich sie kannte, vermied Yasins Mutter dieses Wort, wann immer sie konnte. Das Alter hatte so was Endgültiges für sie bekommen, Alter hieß Angst vor der Zukunft und ein Blick ins Ungewisse. Deshalb hatte ich die feste Gewissheit, dass sie sich an dem vorsichtigen Wachsen ihres Sohnes erfreuen wollte, ohne ihn ständig an ein Zentimetermaß zu halten. Denn kleine Schritte konnten eben mehr sein als ein paar Millimeter, viel lieber wollte sie fühlen, wie seine Persönlichkeit wuchs, seine Selbstbehauptung und der Wille zum Leben. Wenn er mit seinem bunten Bobby Car durchs Wohnzimmer flitzte und dabei alles umrammte, was ihm vor den Plastikkühler kam. Wenn er sich sehr ernst vor ihr aufbaute und ihr seinen Kopf mit den traurigen Büscheln hinhielt, damit sie ihn gefälligst genauso bürsten sollte, wie sie es mit den wallenden Haaren seiner Schwester machte. Wenn er so richtig schön beleidigt sein konnte, wütend in sein Zimmer verschwand und in seinem stummen Trotz fast über sich hinauswuchs. *Nur nicht klein beigeben!* Ja, auch das war Wachsen, dachte ich, obwohl es nichts mit der Größe eines Körpers zu tun hatte. Nicht klein beigeben! Das waren Stolz und Eigensinn, das waren Hartnäckigkeit und Kraft, und wenn es nur danach gehen würde, hätte Yasin eigentlich doppelt so groß sein müssen, als er tatsächlich war.

27. November 2003

Cennet würde so gern Weihnachten feiern, aber wie jedes Jahr sagt man ihr, das geht nicht, weil sie eine Moslem ist. Daher freut sie sich, dass sie in der Schule wenigstens beim Krippenspiel mitspielen darf, in dem sie ein paar Sätze aufsagen soll. Sie sitzt vor dem Computer, versucht, Yasin davon abzuhalten, wild auf die Tasten zu hämmern, und schreibt sorgfältig ein Gedicht auf. Als sie damit fertig ist, liest sie es mir stolz vor: »Nun kommt er wieder, der Advent, in unsere dunkle Welt, damit ein Strahl vom großen Licht auf unsere Erde fällt.« Yasin stört sie beim Vortragen, er soll mich in Ruhe lassen, fleht sie, Mama, hol ihn hier weg. Meral Sancar lockt ihn, komm, mein Schatz, ruft sie, und der Schatz kommt nach langem Zögern mit mir an der Hand. Er muss seine Grenzen kennen, sagt sie mir streng, er darf nicht alles, auch wenn er krank ist. Erst vor ein paar Tagen schrie er so laut, dass sie ihn beim Wäscheaufhängen bis auf den Dachboden hörte. Das geht nicht!, rief sie, nicht nur aus Angst vor ihrem Nachbarn. Doch richtig wütend kann sie nie auf Yasin sein, sie vertragen sich immer gleich wieder. Nachts können sie nur schlafen, wenn sie eng umschlungen im Bett liegen.

Der Schwager von Meral Sancar hat angerufen. Er ruft oft aus der Türkei an, obwohl er kaum Geld für die Gebühren hat, und fragt nach Yasin. Er hat Burcu im türkischen Fernsehen gesehen und ist tief erschüttert. Seitdem kann er gar nicht glauben, dass Yasin eines Tages auch so aussehen wird. Er hat ihn bisher nur einmal als ganz kleinen Jungen getroffen, als er mit seiner Mutter im Krankenhaus von Antalya war. Nichts wirkte da an ihm unnormal, ein bisschen klein für sein Alter, das ja, aber ansonsten war er doch so ein hübsches Kind mit schönen braunen Augen. Das kann nichts zu tun haben mit dem, was er im Fernsehen gesehen hatte! Er macht sich große Sorgen, in Gedanken bin ich immer bei euch, sagt er. Er ist ein lieber Mensch, meint Meral Sancar, von der Sorte könnte ich mehrere brauchen.

3. Dezember 2003

Im nächsten Sommer soll Yasin in den Kindergarten kommen. Ich muss mich langsam um einen Platz kümmern, sagt mir Meral Sancar, aber das ist gar nicht so einfach. Sie ist spät dran, besonders für ein Kind, das krank ist und schon bald so anders sein wird. Zuerst versuchte sie es in dem Kindergarten um die Ecke, in dem auch ihre Tochter gewesen war. Kein Problem, sagte man ihr, das kriegen wir schon hin, doch dann hieß es plötzlich, dass sie für Yasin eine Zusatzbetreuung brauchen. Und die haben sie nicht. Typisch, sagt Meral Sancar, erst Hoffnung machen und jetzt so was. Wussten Sie das nicht schon vorher? Aber Yasins Mutter gibt nicht auf. Heute hat sie mit der Leiterin eines Kindergartens in Dortmund gesprochen, sie klang sehr nett und vertrauensvoll. Sie zeigte kein falsches Mitleid und versprach nicht das Blaue vom Himmel, weil sie selbst ein Kind hat, das im Rollstuhl sitzt. Die weiß, wovon sie redet, sagt Meral Sancar zu mir, ihre Einrichtung nimmt gesunde und behinderte Kinder auf, sechs Bewerber gibt es auf zwei freie Plätze. Sie hat sich auf die Liste setzen lassen und sagt mir: Vielleicht habe ich ja Glück. Wäre doch mal was anderes. In den nächsten Wochen soll sie Bescheid kriegen, ob es geklappt hat.

1. Januar 2004

Das neue Jahr fängt wieder gut an, sagt Meral Sancar mir am Telefon, ich bin noch müde, aber was sie mir schildert, macht mich schnell wach. Yasin hat weiße Flecken auf der Zunge, sie brennen teuflisch, immer will er sich mit seiner Spucke den Mund kühlen und kann dabei den Sabber nicht halten. Ein schleimiger Bach fließt ihm übers Kinn. Schon gestern Abend fing das an, als draußen alles knallte, soff und grölte, Meral Sancar saß auf dem Bett, kraulte ihrem Sohn stundenlang zum Trost den Rücken und dachte in ihrer traurigen Zerstreutheit: Was gibt es da zu feiern? Was wollen die mit ihren bescheuerten Vorsätzen? Ändern kann man sich ja wohl zu jeder Zeit, dazu braucht man doch kein neues Jahr. Sie war sehr niedergeschlagen und weinte, ihr Mann war seit Tagen weg, und sie wusste nicht, wo er steckte. Jetzt saß sie hier mit ihrem brüllenden Kind, das sich in seinem Schmerz erschöpfte und doch so dringend Hilfe brauchte.

Als sie am nächsten Morgen beim Notarzt auftaucht, schüttelt der nur den Kopf. Der Notarzt ist eine junge Frau, sie weiß nichts über Progerie, nie gehört, sagt sie, dann wälzt sie umständlich ein dickes Buch, sucht nach Erklärungen für die weiße Zunge und verschreibt schließlich einen schlecht schmeckenden Saft, den Yasin später angewidert ausspuckt. Untersuchen lässt er sich auch nicht, schon gar nicht von einer fremden Frau, die an ihm herumfummeln will. Man hat ihm schon zu oft wehgetan, sagt Meral Sancar, da kann man nichts machen. Sie haben ein »Problemkind«, meint die junge Ärztin mit ernster Stimme, ohne zu wissen, was sie sagt, bei Problemkindern kann jede Kinderkrankheit schwierig werden. Mein Kind ist völlig normal, ruft Meral Sancar, genauso normal wie andere Kinder auch, dann nimmt sie ihren Sohn und geht mit Wut im Bauch nach Haus. Problemkind! Das muss sie sich nicht gefallen lassen von einer Ärztin, die von der Progerie keinen blassen Schimmer hat. Auf dem Weg zurück wünscht sich Meral Sancar nur noch Frieden und weniger Bekloppte auf der Welt. Diesen Wunsch hat sie immer, nicht nur zur Jahreswende. Aber irgendwie geht er nie in Erfüllung, sagt sie und legt auf, bevor ich antworten kann.

4. Januar 2004

Ich frage nach, wie es geht, aber die Situation hat sich verschlechtert. Yasin schreit, spuckt und würgt, und nur selten schläft er vor Erschöpfung ein. Alles ist eng, laut und stickig. Ich kriege keine Luft mehr, sagt Meral Sancar, ich muss hier raus, muss unter Leute, auch wenn die den ganzen Tag nur dummes Zeug erzählen. Alles besser, als hier zu ersticken, sagt sie und ist froh, dass sie morgen nach den vielen Feiertagen wieder zur Arbeit gehen kann. Womit habe ich das verdient?, fragt sie, obwohl sie weiß, dass sie darauf wie immer keine Antwort bekommt. Ich habe ein krankes Kind, einen Mann, der mich nie tröstet, einen Sohn, der immer abhaut, ich werde noch verrückt, sagt sie. Yasin spuckt den Saft aus, mit der Zunge ist es nicht besser geworden. Lieber Gott, fleht sie, du hast für ihn so wenig Zeit auf dieser Welt vorgesehen, lass ihn doch wenigstens die paar Jahre keine Schmerzen haben.

6. Januar 2004

Sarah aus Innsbruck ist im ZDF zu sehen, natürlich schaue ich mir den Film an. Ihre Mutter sagt, ich gehe nicht arbeiten, weil ich die Zeit für Sarah haben will. Sie ist jetzt zehn, vielleicht hat sie noch zwei, drei Jahre, die möchte ich mit ihr genießen, sagt sie. Die Zeit kriege ich später niemals wieder, wenn meine Tochter nicht mehr da ist. Es ist ein einfühlsamer Film, der Sarah beim Streiten, Träumen und Schweigen zeigt, es wurde nicht nur mit der Kamera draufgehalten, um die schlimme Gier nach Bildern zu bedienen. Stattdessen nähert man sich behutsam einem kleinen, kranken Menschen, der die gleichen Wünsche an das Leben stellt wie jeder andere auch. Nur muss eben alles schneller gehen, weil die Zeit knapp wird. Sarah fliegt mit einem Hubschrauber zum

Stromboli in Italien, um endlich einmal einem Vulkan in die Glut zu schauen und zu sehen, wie er Feuer spuckt. Hui, ruft Sarah, das macht Spaß! Anschließend sagt sie, müde und glücklich, jetzt bin ich von meinem größten Wunsch befreit. Sie klingt sehr erleichtert, als würde eine schwere Last von ihr gefallen sein.

Bestimmt haben ihr mal wieder die Schutzengel geholfen, sagt sie, so hoch auf dem Vulkan und nahe dem Himmel, sie glaubt fest daran, dass sie ganz oben eines Tages alle ihre Freunde wiedertreffen wird. Was möchtest du gern werden?, wird Sarah gefragt, und sie sagt, ohne lange zu überlegen: »Am liebsten wäre ich eine Friseuse und würde anderen Leuten die Haare schneiden, weil ich doch selbst keine mehr habe.« Sie übt oft an ihrer Perücke, die sie nie trägt, weil sie sich damit so bescheuert vorkommt. In der Schule wird sie von den meisten geliebt, alle wollen gut zu ihr sein. Aber zu viel Hilfsbereitschaft lehnt sie ab, sie will beweisen, dass sie alles selber machen kann. Im Sportunterricht humpelt sie allerdings nur noch hinterher, weil ihre Gelenke von Tag zu Tag steifer werden. Dafür lässt sie ihr schlauer Geist niemals im Stich, sie wirkt altklug, wenn sie redet, die Krankheit hat sie schneller erwachsen gemacht. Manchmal wirkt auch ihr Humor ziemlich makaber, wenn sie sich zu Hause ihren Lieblingspyjama mit einem aufgenähten Skelett überstreift. Für mich wird sie nie sterben, sagt ihre Mutter, nur ihr Körper lebt bald nicht mehr, doch in Gedanken wird meine Liebe weitergehen, bis auch für mich der Vorhang fällt. Selbst in solchen Momenten wirkt der Film nicht kitschig. Nur ehrlich, und endgültig.

Meral Sancar sitzt vor dem Fernseher und denkt, mir war das viel zu normal. Sie kann nichts Gutes an dem Film finden, sagt sie mir, als wir über ihn reden. Für sie war alles viel zu gewöhnlich gewesen. Als gäbe es keine Trauer, Verzweiflung und Angst vor dem Tod. Wo sind die Gaffer, fragt sie mich, warum gibt es keine Tränen, kann man wirklich nur Selbstverständlichkeiten zeigen, wenn es um eine so dramatische Krankheit geht? Meine Furcht soll jeder sehen, sagt sie, wenn es sein muss, schreie ich meine Wut heraus, ich verstecke mich nicht hinter meinem Alltag. Außerdem kann sie nicht verstehen, dass sich ein schwaches, krankes Kind wünscht, schnaufend auf einen hohen Berg zu steigen, um einem Vulkan in seinen schwarzen Schlund zu schauen. Was wird sich Yasin einmal wünschen, fragt sie, wenn er weiß, was Wünsche sind?

Eines Abends zeigte sie ihm ihre schmerzende Brust. Es musste sein, sagte Yasins Mutter mir, es hätte keinen Tag später sein dürfen. Denn ihre Warzen waren rissig, sie bluteten und schwollen stark an, weil Yasin sie mit seinen Zähnen zerbissen hatte, während der vielen, langen Winternächte, in denen er sich bei seiner Mutter in den Schlaf nuckeln wollte. Schau her, mein Schatz, sagte Meral Sancar, alles tut weh, es geht nicht mehr, einmal muss doch auch für dich Schluss sein, mein lieber, kranker Sohn. Dann schaute Yasin sich alles ernst an, ernster, als er ohnehin schon gucken konnte, starrte fast unbeteiligt auf die Wunden, als hätte er niemals etwas mit ihnen zu tun gehabt. Bei meinen nächsten Besuchen konnte ich mich selbst davon überzeugen: Er griff nicht mehr nach dieser warmen Stelle, die ihm stets Liebe, aber immer weniger Milch versprach, seine krummen Finger ließen von ihr ab, und sein Mund spitzte sich von diesem Tag an niemals wieder, um an dem Weichen seiner Mutter zu saugen. Er wirkte verstört, wie auf frischer Tat ertappt, so sehr musste ihn der Anblick der entzündeten Warzen wohl erschreckt haben, dachte ich. *War ich das?,* schien er entrüstet zu fragen, und komisch: Obwohl mir seine Mutter ihre Freude darüber eingestand, dass ihr kleiner Sohn nicht mehr so fordernd nach ihr zerrte und die Nächte zu durchwachten Ewigkeiten machte, fühlte sie auch, wie nun die Nabelschnur ihrer großen körperlichen Nähe durchschnitten war. Jetzt würde sie nicht mehr seine Händchen auf dem Busen spüren, sein eiliges Herzchen pochen hören und dabei zusehen können, wie ein dünner, kranker Mensch in die Liebe seiner Mutter kroch. Auch wenn sie es kaum glauben wollte: Ihr kleiner Sohn wurde groß.

Der Blick ins Herz

Immer wenn ich Yasin traf, traf ich auch seine Krankheit. Ich wollte es manchmal selbst nicht glauben, wehrte mich gegen diese Vorstellung, aber so oft ich ihn in den letzten zwei Jahren besuchte, wurde ich darin bestätigt. Wenn er sich auf mich stürzte, kam mir die Progerie entgegen, und wenn er sich vor mir versteckte, spürte ich sie ebenfalls, obwohl er sich im stummen Trotz seiner Krankheit verbarg. Mir gelang es nicht, sie abzuschütteln, ob Yasin nun auf meinem Rücken ritt oder hinter das Sofa floh, und ich dachte: Wahrscheinlich hast du schon zu häufig seine Zukunft gesehen. Wahrscheinlich kennst du zu viele Bilder. Du bist voreingenommen, du hast Angst vor allem, was noch kommen wird.

Davon konnte ich mich niemals frei machen und ärgerte mich sehr darüber, weil ich mit der Zeit seine Launen lieben lernte und seinen Starrsinn schätzte. Weil ich sein Gebaren mochte und diese Ehrlichkeit seiner Gefühle, die es nicht nötig hatten, jemandem etwas vorzumachen. Ich bin so, wie ich bin, sagten seine großen Augen, und wenn er sie schließen wollte, dann schloss er sie eben. Er zog sich zurück oder kroch vertrauensvoll heran, heute so, morgen so, und ich war der festen Meinung, dass ihm seine Krankheit dieses unberechenbare Verhalten erlaubte. Wie oft hatte ich mir gewünscht, ihn zur Begrüßung bis an die Decke hochzuwerfen, ihn zu küssen, im Spiel zu erheitern, aber dann sah ich sein Sträuben und sagte mir: Lass ihn in seiner kleinen, kranken Welt.

Ich war mir sicher, dass kranke Kinder diese Wahrnehmung brauchen, so wie sie mein Sohn auch brauchte. Denn kranke Kinder folgen anderen Gesetzen des Zusammenlebens, sie konzentrieren sich auf das Wesentliche, und nach und nach gewöhnte ich mich daran, dass Yasin solche Tage hatte, an denen er nichts hören und nichts sehen wollte. An denen er mürrisch wirkte und müde von den Blicken der Leute war, und je älter er wurde, desto mehr versuchte er, sich selbst zu bestimmen. Dann begann er um sich herum hohe Mauern zu bauen und sich hinter seinem festen Willen zu verschanzen. Um jedem zu zeigen, bis hier und nicht weiter, und wenn es doch einer wagte, zu ihm herüberzuschauen, war das Geschrei groß und die Wut so stark, dass sich jeder Eindringling freiwillig zurückzog. Bei einem kranken Kind waren diese Mauern besonders hoch, damit sich die Gaffer daran stießen und die Kinder sich vor deren Neugier schützen konnten. Yasin konnte das alles in Perfektion, ich habe es oft genug erfahren, er erlaubte nur wenigen Menschen, in seine Verschlossenheit zu schauen. Seiner Mutter, seinem Vater, seiner Schwester, seinen Brüdern und manchmal durfte auch ich vorsichtig über die Mauer blinzeln.

Aber es gab auch eine Frau, die sich zuerst ganz ruhig vor diese Mauern setzte, um sie später mit großem Einfühlungsvermögen zu überwinden. Sie näherte sich Yasin aus zärtlicher Distanz und nahm behutsam eine Stufe nach der anderen. Du musst diese Frau endlich kennen lernen, sagte Meral Sancar, sie hat meinen Sohn um den Finger gewickelt, ohne dass er es merkte, sie ist ein Mensch, wie du ihn nicht häufig triffst. Und weil ich sie selten so begeistert erlebte, saß ich dieser Frau schon bald gegenüber, um mich von ihrer Wirkung auf Yasin zu überzeugen. Ich merkte gleich, als sie mit ihm spielte, dass sie ein sehr freundliches Geschick besaß, Kindern Vertrauen zu schenken. Einfach nur Vertrauen zu schenken. Sie nahm Yasin ernst, sie schaute ihm entschlossen in die Augen, und nachdem wir längere Zeit miteinander geredet hatten, hatte ich viel über ihren heilenden Umgang mit Kindern gelernt. Sie ließ sich Zeit und wartete geduldig, sie sammelte Liebe, bis daraus ein so großes Vertrauen entstand, dass die Kraft ihrer Gefühle Mauern einreißen konnte.

Es war ja auch ihr Beruf, und als Leiterin der Frühförderstelle Unna hatte Monika Demant jeden Tag mit Kindern zu tun, die sich Schutzwälle vor ihren Krankheiten aufbauten. Sie wusste das und spürte ihre Zweifel, deshalb lächelte sie jeden sanft an, der ihr Steine in den Weg legen wollte. Sie hatte zahlreiche Erfahrungen mit Kindern, von denen manche Leute meinten, sie seien nicht normal, sie hatte schon als Krankenschwester viel Leid gesehen, und jetzt versuchte sie mit ihrer sanften Entschiedenheit, gegen Vorurteile zu kämpfen und verzweifelten Eltern zu helfen, die sich Sorgen um die Entwicklung ihrer Kinder machten. Sie half ihnen beim Hören, Fühlen, Sehen, sie unterstützte sie beim Greifen oder Sprechen, machte ihnen Mut aufs Leben und darauf, ihren eigenen Körper zu erfahren. Für mich, sagte sie mir, ist jedes Kind normal, man muss nur die Schwächen kennen und seine Stärken fördern.

Bei Yasin kam sie mit dieser Einsicht nicht sehr weit, als sie ihn kurz nach der Diagnose seiner Krankheit zum ersten Mal sah. Er schlug wild um sich und schrie aus vollem Hals, wenn sie sich ihm nähern wollte. Er mochte keine fremden Menschen, die seine harte Haut berühren wollten, er verschloss sich hinter seinem selbstbewussten Wesen und wartete aus sicherer Entfernung ab, wie es mit ihm weiterging. Monika Demant verstand sein Verhalten sehr gut, sie nahm sich zurück, besuchte ihn zu Hause, wollte einfach nur da sein, um ihn langsam an sie zu gewöhnen. Ein Kind mit Progerie war auch für sie eine neue Erfahrung, und die wenigen Stellen, die sie im Internet darüber fand, reichten ihr nicht für allzu große Erkenntnisse. Sie hatte bisher vor allem mit den Folgen von Sauerstoffmangel nach der Geburt zu tun, mit Übererregung und Konzentrationsstörungen, jetzt aber erfuhr sie etwas von frühem Altern und Kindern, die sich mit zehn Jahren vor Schwäche kaum mehr rühren konnten. Das war auch für eine Heilpädagogin, die das Elend kannte, nicht leicht zu verstehen.

Langsam, ganz langsam kam sie an ihn heran. Sie saß, so nah wie möglich, neben ihm, schaute über seine Mauern und kümmerte sich zuerst einmal um die Tränen seiner Mutter. Sie hörte ihr zu, setzte mit ihr Verträge fürs Sozialamt auf, nahm an ihren Träumen teil, tröstete sie in ihren Ängsten und versuchte, ihr zu helfen, das Entsetzen einer Krankheit zu begreifen, die sie selbst nicht begriff. Meral Sancar redete und redete, und Monika Demant dachte immer wieder: Wie hält die Familie das bloß aus? Wo soll nur ihre Kraft herkommen? Später schlich sie sich über das Spiel an Yasin heran, und ehe er sich's versah, setzte sie ihn in eine tiefe Kiste, aus der er alleine wieder herausklettern sollte. Er stöhnte und schwitzte, wunderte sich über seine Kräfte, und als er endlich wieder draußen war, saß er mit sichtbarem Stolz vor der Kiste. Seine Augen sagten: Ich habe es geschafft!, er wurde gestreichelt, mit Zärtlichkeit belohnt, sie klatschten und jubelten ihm zu, während Monika Demant seine erfolgreiche Mühe ein *Bewegungsangebot* nannte, genauso wie sie andere Maßnahmen als *Verbesserung motorischer Defizite* oder *Vermeidung einer Entwicklungsauffälligkeit* bezeichnete. So spricht man nun mal in einem Beruf, dachte ich, der Kinder heilen will, aber bei ihr waren es immer mehr als nur leere Worte.

Denn immer legte sie ihre Lehrbücher weg, wenn sie Yasin erblickte. Immer zeigte sie ihm, dass *er* ihr wichtiger war als irgendwelche Theorien, sie wollte ihn unterstützen bei allem, was ihm in seinem kleinen Leben wesentlich war. Sie lobte ihn, arbeitete sich an ihn heran, ermutigte ihn, wenn er Dinge machen wollte, die über seine körperlichen Fähigkeiten hinausgingen, und nur noch selten prallte sie dabei an seinem Trotz ab oder stolperte über seine Sturheit. Immer öfter freute er sich über ihr Kommen und zusammen konnten sie jeden winzigen Fortschritt genießen. Sie tut ihm gut, sagte mir Meral Sancar, denn auch sie staunte über den plötzlichen Eifer.

Früher konnte Yasin kaum sitzen oder sich mit seinen Händchen abstützen, doch jetzt thronte er beim Essen wie ein kleiner König auf dem Stuhl, mit dem Löffel als Zepter in der Hand, und hatte seine Eltern und Geschwister fest im Griff. Und die Mauer war fast weg! Er ist ein klasse Typ, sagte Monika Demant mir, als wir unser Gespräch beendeten. Er ist ein Junge, der weiß, was er will, und ich hoffe, niemand wird ihm jemals diesen großen Willen brechen. Weil es ein Wille ist, den er bei seiner Krankheit brauchen wird. Sie wusste, bald würde Yasin in den Kindergarten gehen, und Monika Demant bereitete sich schon auf einen traurigen Abschied vor. Jetzt, wo es so schön lief und das Vertrauen stärker war als alle hohen Mauern. Aber sie wusste natürlich auch, dass sie seinen Fall nicht mit der Krankenkassenabrechnung in den Aktenschrank stellen konnte. Sie wird ihn auch weiterhin sehen. Ganz bestimmt! Ein Kind wie Yasin blieb ihr immer im Herzen. So nachdrücklich wie sie es sagte, glaubte ich es ihr sofort.

14. Januar 2004

Wieder ein Traum! Ein schöner Traum! Meral Sancar träumte ihn in der letzten Nacht und am Morgen kannte ich ihn auch. Alles war hell und leicht, sie war guter Dinge und fuhr mit Yasin in einem großen Bus durch die Gegend. Plötzlich kam eine alte Frau auf sie zu und fragte freundlich: Was hat das Kind? Es ist krank, sagte seine Mutter, es ist krank und wird früh sterben. Die alte Frau lächelte, als ob sie die Worte nicht gehört hätte, und strich dem kleinen Jungen mit ihren Händen über den Kopf. Sie wirkte sehr ruhig, gab Yasin ihren Segen und schaute dabei so zuversichtlich, dass man glauben musste, diesem Kind könne nie wieder etwas geschehen. An ihren Händen klebte Henna, dieser rote Staub, der schon im alten Arabien ein Zeichen für Glück gewesen ist. Immer wieder strich sie Yasin übers Haar, bis ein Bild der Hoffnung blieb. Irgendwann wachte Meral Sancar auf und weinte. Sie weinte vor Glück und war froh, dass sie nicht wieder vom Feuer geträumt hatte. Sie war so erleichtert. Feuer hieß Krankheit und Bedrohung, doch dieser Traum machte ihr Hoffnung, sie hatte Lächeln, Henna und Freude gesehen. Träume sind immer ein Stück Wahrheit, sagt sie mir, und ihre Wahrheit sollte an diesem frühen Morgen Hoffnung heißen. Hoffnung, dass man eines Tages doch ein Mittel gegen die Progerie finden würde, Hoffnung, dass die dunklen Tage eines Tages vorbei sind und dann alles besser wird.

Doch ein paar Stunden später hat sie der Alltag wieder. Alles ist laut und eng. Yasin packt sich seinen Rucksack und schreit. Er will raus ins Leben, jetzt sofort, und Meral Sancar denkt nur, hoffentlich kommt er bald in einen Kindergarten. Aber die Frau aus Dortmund hat sich immer noch nicht gemeldet. Der Traum ist vorbei, jeder zerrt an ihr herum, und ihr Mann hat wie so oft wieder einmal keine Pam-

pers vom Einkaufen mitgebracht. Ich bin es leid, sagt Meral Sancar, wenn es so weitergeht, kriegt Yasin Papas Unterhosen. Immer dasselbe, dieser Trott, diese Vorwürfe, diese ewigen Streitereien. Aber den Trost meines Traumes, sagt sie mir, kann mir keiner mehr nehmen.

28. Januar 2004

Es ist kalt, überall liegt tiefer Schnee. Meral Sancar kämpft sich mit ihrem Wagen über die glatte Autobahn nach Münster. Hinten sitzt Yasin in seiner neuen Winterjacke, er lacht verschmitzt und versinkt fast ganz darin. So viel Jacke und so wenig Mensch! Auch Mehmet fährt mit zur Untersuchung in die Uniklinik. Ich will mich mal wieder um meinen kleinen Bruder kümmern, sagte er seiner Mutter, sie hatte ihn daher aus seiner neuen Unterkunft abgeholt. Sie freut sich, ihn zu sehen, denn seitdem er so viel weg ist, merkt sie erst, wie gern sie ihn hat. Mehmet versucht, cool auszusehen, schafft es aber nicht immer, und seine Fassade bröckelt spätestens dann, wenn er Yasin anlächelt und ihm liebevoll über das schweißnasse Köpfchen streicht. Er vermisst ihn bestimmt sehr, denke ich, als wir uns auf dem Parkplatz vor dem Krankenhaus treffen.

Thorsten Marquardt sitzt vor der Liege im Patientenzimmer, holt sich einen kleinen Block hervor und will wissen, wie die letzten Wochen gewesen waren. Yasin hatte viel Durchfall, sagt Meral Sancar, jetzt ist er stark verschnupft, kriegt kaum Luft und hat sich auch noch bei einem Sturz eine große Beule auf der Stirn zugezogen. Der Arzt schaut sie sich an und sagt, ist nicht so schlimm, Meral Sancar zuckt nur müde mit den Schultern. Keinen regt das wirklich auf. Die Sorgen liegen ganz woanders. Yasin soll gegen seine Erkältung Kochsalz inhalieren, aber er reißt zu Hause immer den

Stecker für diesen komischen Apparat heraus, der ihn mit heißem Dampf quält, berichtet seine Mutter. Was er nicht will, das will er nicht, sagt sie, außerdem wäre sie froh, wenn ihr kleiner Sohn nicht mehr schnarchen würde. Jede Nacht ist er so laut, dass sie nun selbst einen starken Druck auf ihren Ohren spürt, der ihr auch am Tag zu schaffen macht. Und dann die feuchten Füße, sagt sie, immer feuchte Füße! Fünfmal am Tag zieht sie ihm frische Socken an, sie hängen jetzt überall in ihrer Wohnung herum. Wohin man tritt, nur noch Socken. Thorsten Marquardt hört ihr aufmerksam zu, hat seinen weißen Kittel ausgezogen und versucht, sich dem kleinen Jungen langsam zu nähern. Yasin merkt gleich, was der Arzt vorhat, und reißt an seinem Stethoskop herum. Er schaut ihn mit mürrischer Angst an, weil er weiß, gleich tut er mir wieder irgendwo weh. Schnute ziehen kannst du gut, sagt Thorsten Marquardt und lacht den Jungen an. Yasin lacht mal wieder nicht zurück und will auf den Arm seiner Mutter. Bei einer Krankheit, wie er sie hat, hört manchmal jeder Spaß auf.

Aber Thorsten Marquardt bleibt ruhig und gelassen, bis sich Yasin nicht mehr wehrt. Er schaut sich die Zähne an, streicht mit den Fingerspitzen über seine lederne Haut, tastet den harten Bauch ab und lässt das kleine Licht der Ohrenpistole über seine Arme wandern. Zwischendurch kommt eine Fotografin herein, die für das Archiv des Krankenhauses Bilder macht. Sie kniet sich hin, nimmt dieses zitternde, nackte Geschöpf ins Visier, ruft »Kuckuck!« und ist wieder so schnell verschwunden, wie sie gekommen war. Anschließend geht es ans Blutabnehmen, und Yasin regt sich so auf, dass er mit würgendem Schreien Schleim ausspuckt. Mehmet und ich versuchen ihn abzulenken. Ich werfe einen bunten Ball hoch, und Yasins Bruder schneidet unter seiner roten

Mütze fürchterliche Grimassen. Haben Sie ihn in letzter Zeit gewogen?, fragt Thorsten Marquardt, als er endlich mit der Blutentnahme fertig ist. Neuntausendeinhundert Gramm, sagt Meral Sancar. Der Arzt notiert es sich und sagt nichts weiter dazu. Manchmal gibt es auch nichts zu sagen, dann kommt allen nur noch die Angst vor der Zukunft hoch. An diesem Tag war Thorsten Marquardt bloß froh, dass keiner von der so oft verschobenen Beschneidung sprach. Das wäre das Letzte, was Yasin jetzt gebrauchen könnte, flüstert er mir beim Hinausgehen zu.

3. Februar 2004

Ich erreiche Thomas Brune in seinem Magdeburger Büro. Er sitzt dort und ist traurig darüber, wie die Dinge laufen. Er hat sich so sehr bemüht, wollte für Progerie eine Öffentlichkeit schaffen, hat sich um Familien gekümmert und Treffen organisiert, doch nun sieht er sich oft um die Früchte seiner Arbeit gebracht, sagt er mir. Vor allem die Zusammenarbeit unter den Ärzten klappt überhaupt nicht, jeder forscht vor sich hin und gibt keine Gen-Proben heraus. Schade, sagt Thomas Brune, jetzt mach ich das genauso, was bleibt mir anderes übrig? Auch zwischen ihm und Thorsten Marquardt, den einstmals guten Freunden, gibt es seit langem keinen Austausch mehr. Kein Wunder, dass aus den geplanten Fragebögen für die Eltern bis heute nichts geworden ist. Er ist seinem Kollegen aus Münster nicht böse, nur enttäuscht. Das waren noch Zeiten, als sie gemeinsam eine komplizierte Stoffwechselkrankheit entdeckt und erfolgreich behandelt haben. Im Verein klappt auch nichts richtig, sagt Thomas Brune, die frühere Vorsitzende bleibt auf wichtigen Unterlagen sitzen, und außerdem sieht es so aus, dass alles demnächst von Holland aus gesteuert werden wird.

Nur Kerstin Wiechers weiß einigermaßen Bescheid, sie ist die Einzige, die Thomas Brune regelmäßig informiert. Traurig, wirklich traurig, sagt er, so eine schlimme Krankheit und wir halten nicht zusammen, um sie eines Tages für immer zu besiegen. Doch ich gebe nicht auf, sagt er mir. Aufgeben würde auch gar nicht zu ihm passen.

8. Februar 2004

Jede Nacht muss sich Yasin übergeben. Er spuckt kurz und heftig, seine Mutter wacht dann auf und macht immer alles sauber. Ständig schmeißt sie ihre Waschmaschine an, damit der gelbe Schleim aus ihrem Bettzeug verschwindet. Sie ist sehr müde und manchmal auch sauer wegen der vielen Arbeit, aber dann denkt sie, mein armer, kleiner Schatz, er kann doch nichts dafür. Vor ein paar Tagen haben sie Schlachtfest gefeiert, sagt sie mir am Telefon. Alle zusammen in ungewohnt friedlicher Eintracht, selbst Mehmet war beim Opfern der Tiere auf einem nahe gelegenen Bauernhof dabei. Er hat sich unheimlich aufgeregt, weil sie die Schafe vor dem Schlachten so brutal behandelten. Was macht ihr da?, schrie er. Tut ihnen nicht so weh, die Tiere können sich nicht wehren! Brüll nicht so rum, wies ihn seine Mutter zurecht, türkische Männer sagen so was nicht. Dann nahm sie ihn in den Arm und flüsterte ihm voller Stolz zu: »Mein Junge, du bist ein guter Mensch.« Am liebsten hätte sie ihn gar nicht mehr losgelassen, ihren kleinen Großen, den sie mehr liebt, als sie zugeben kann. Anschließend wollte Mehmet gleich wieder in seine Unterkunft. Ist besser so, sagt er.

Es war sehr warm in den letzten Tagen, viel zu warm für Anfang Februar. Die Sonne brach durch die Wolken des grauen Winterhimmels und ließ bereits die Bäume knospen, währenddessen viele Menschen fröhlich in den Straßencafés saßen und daran glauben wollten, dass der Frühling kam. Auch Yasin fühlte sich wohl in diesen trügerischen Tagen, die das Ende der kalten Jahreszeit vortäuschten, er war so oft es ging mit seiner Mutter draußen und sauste wie der Wind mit seinem Bobby Car auf den Gehwegen herum. Wie gern schaute ich ihm dabei zu. Wie schön war es, ihn so verwegen zu erleben. Er strahlte dabei über sein ganzes Gesicht und verscheuchte darin alle Spuren seines eiligen Alterns, weil seine Miene nur kindliche Freude zuließ. Wenigstens für ein paar Stunden. Das war ein Glück, das er schnell und ohne lange zu fragen genießen wollte, er musste es packen, bevor es wieder verschwunden war, und oft hatte ich den Eindruck, dass er diese Stimmung an seinem ganzen Körper spürte.

Manchmal glaubte ich sogar zu erkennen, wie diese Stimmung seine Zukunft verdrängte, um nur noch mit der Gegenwart zu spielen. *Kind sein!* In solchen Momenten ging, lief und sprang der kleine Junge viel leichter, er war dann ausgelassen und heiter, und nichts war dann mehr zu spüren von den Nächten, in denen er bis zum Morgengrauen Schleim erbrach. Mein kleiner Sonnenschein, sagte Meral Sancar, ich bin froh, dass es dich gibt. Alles war hell, freundlich und klar, sie freute sich über seine Sorglosigkeit und wünschte sich, solche Augenblicke mögen niemals vergehen. Aber sie vergingen, die Tage wurden kälter und bald war alles wieder so, wie es sich für einen ordentlichen Winter gehört: Es gab Schneeregen, Matsch, Schnupfen, schlechte Laune bei den Menschen auf den Straßen, und mit der feuchten Dunkelheit kamen auch bei Meral Sancar wieder ihre düsteren Gedanken zurück. Der Schatten ihrer Ängste senkte sich erneut über sie.

22. Februar 2004

Morgen ist Rosenmontag, und Cennet will in der Schule als Prinzessin gehen, erzählt sie mir stolz. Sie war deshalb gestern mit ihrer Mutter in der Stadt, um Lackschuhe zu kaufen. Das war ein Drama, sagt Meral Sancar, bis wir die richtigen fanden. Sie würde Cennet gern zum Fest begleiten, aber sie kann nicht, weil sie arbeiten muss. Yasin ist wieder stark verschnupft und verkleidet sich nicht. Yasin geht als Yasin, sagt Frau Sancar, das muss reichen. Sie freut sich, dass der Antrag für den integrativen Kindergarten in Dortmund jetzt läuft. Dort sind die Gruppen sehr klein und außerdem gibt es Krankengymnastik. Monika Demant setzt sich für Yasin ein und auch beim Sozialamt war man sehr freundlich. Mein Sohn ist klein und zerbrechlich, hatte Meral Sancar dem netten Beamten gesagt, deshalb braucht er einen besonderen Schutz. Wenn doch nur alle so einsichtig wären, denke ich.

26. Februar 2004

Yasin ist heute wie jeden Donnerstag in der Frühförderstelle Unna. Er geht jetzt gern hin, sagt seine Mutter. Anfangs musste ich ihn immer zwingen, da war er so sauer, dass er hier die ganze Bude zusammengeschrien hat. Ich begleite Yasin in die Übungsstunde, er ist spät aufgestanden und nicht so gut drauf. Die Kinder sind nicht so stark behindert wie die Jungen und Mädchen aus der Gruppe im letzten Jahr, die meisten von ihnen haben Sprachstörungen oder motorische Schwierigkeiten. Sie springen von einer hohen Gymnastikmatte auf einen Knautschsack oder hängen sich an ein Seil, das von der Decke hängt, schaukeln damit und rufen »Bimbam!«. Yasin wartet meistens in der Ecke ab, rollt mit den Augen und lässt die anderen Kinder machen. Beim Kartenspielen schmeißt er mit frecher Miene seine Bilder in die Luft, während sich alle darum bemühen, die Motive auf den Karten zu erkennen. Müüütze, Baaall, Fiiisch, Auuuto, Vooogel rufen die beiden Therapeuten, aber Yasin ist störrisch und schweigt. Auch als sie gemeinsam ein Lied anstimmen, verzieht er keine Miene. Eins, zwei, drei, sing mal du, wir hören zu! Aber Yasin denkt nicht daran, auch nur seine Lippen zu bewegen. Dann soll jeder ein Wort sagen, damit man es ins Lied einbauen kann. Tobias sagt »Unna«, Vanessa »Oma« und Yasin sagt nach langem Zögern »Babba«. Zum Schluss gibt es Salzstangen und Kekse, Yasin stopft alles in sich hinein, ohne es herunterzuschlucken. Zum Abschied singen sie wie immer: »Alle Leut, alle Leut, gehen jetzt nach Haus, große Leut, kleine Leut, dünne Leut, dicke Leut, alle Leut gehen jetzt nach Haus.« Wann rutscht mal einem »kranke Leut« heraus?, denke ich. Anschließend trifft Yasin Monika Demant, seine Freude ist groß, er grinst verschmitzt und lässt sich von ihr auf den Arm nehmen.

10. März 2004

Am Mittag ruft mich Meral Sancar aufgeregt an. Ich hatte schon heute Morgen so ein komisches Gefühl, sagt sie mir, ich wusste, da passiert noch was. Yasin rief: Atta, anne!, was so viel heißt wie: Mama, ich will raus! Kurze Zeit später stürzte ein Junge vor ihr Auto. Sie musste scharf bremsen, weil er vom Bürgersteig direkt auf die Straße fuhr. Plötzlich lag er da mit seinem Fahrrad vor ihrem Kühler. Kannst du nicht aufpassen?, brüllte sie, und ein Passant sagte: Was machen Sie hier für einen Aufstand? Helfen Sie lieber! Glücklicherweise hatte sich der Junge nur leicht an der Hand verletzt. Sie stritten sich, ein Wort ergab das andere, und schließlich holte einer die Polizei. Ich hasse solche Tage, sagt Meral Sancar, manchmal möchte sie gar nicht mehr aufstehen.

1. Mai 2004

Heute wird Yasin drei Jahre alt. In einem Kölner Hotel stellen wir ihm einen Schokoladenkuchen mit drei bunten Kerzen auf den Tisch und der ganze Frühstücksraum singt krumm und schief »Happy Birthday«. Wir stehen auf und klatschen im Takt, einige wenige dürfen ihm einen flüchtigen Kuss auf die roten Wangen geben. Ich kann sein Glück fühlen, seine Augen werden noch größer, als sie es ohnehin schon sind. Yasin will die Kerzen ausblasen, feste, feste, rufen wir, an seinem Kopf treten vor Anstrengung blaue Adern hervor. Er bläst und bläst, ein kleiner, hilfloser Seufzer entweicht, aber dann läuft ihm doch nur Spucke aus dem Mund. Wir lachen, ein paar Progerie-Kinder grinsen wie freundliche, alte Schelme. Man kann ihre hellen Stimmen hören, sie piepsen durcheinander. Alle sind ziemlich aufgedreht und freuen sich auf den Tag, denn gleich geht es in den Zoo.

Meral Sancar hat sich kurzfristig entschlossen, an einem weiteren Treffen der Familien teilzunehmen. Ihr Mann Ali, Cennet und Ahmet sind auch mitgekommen. Für Ahmet ist es das erste Mal, dass er jungen, müden Greisen gegenübersteht, die so aussehen, wie sein Bruder eines Tages aussehen soll. Er will es nicht glauben, alles sträubt sich in ihm, am liebsten würde er den Rest der Zeit im Hotelzimmer vor dem Fernseher verbringen und nichts davon mitbekommen. Aber er gibt sich große Mühe und bald kann er wieder lachen. So schlimm ist das hier ja auch nicht, sagt er nach einer Weile. Die jungen Leute von Ford haben zu diesem dreitägigen Treffen eingeladen, gestern wurden Autos im Kölner Werk angemalt, es werden Theaterstücke gespielt, außerdem sollen Seilbahnfahrten über den Rhein und schöne Ausflüge stattfinden. Die Auszubildenden haben Wort gehalten, sie geben wie damals in Magdeburg ihr Bestes, damit alles klappt und die Kinder ihre Freude haben. Ansonsten ist es wie bei jedem Treffen: kein runzliges Lächeln ohne eine Fernsehkamera, keine ruhige Minute, in denen die Eltern nicht von Reportern in drängender Hast gefragt werden, ob sie gegen Zahlung eines Honorars über ihre Kinder berichten dürfen. Die meisten ertragen es mittlerweile mit Gelassenheit und haben sich mit der Krankheit gut arrangiert. Jede Familie hat fast irgendwo einen Vertrag, der ihnen kaum mehr Gruppenbilder mit anderen Progerie-Kindern erlaubt. Sie bekommen für ihre Exklusivität Geld von Sendern und Verlagen, das die meisten für die teure Pflege ihrer Kinder nutzen. Der Ausverkauf einer seltenen Krankheit hat begonnen.

Als einer der wenigen Ärzte ist auch Thomas Brune gekommen. Er setzte sich nach einer Nacht ohne Schlaf ins Auto, weil er im Krankenhaus Bereitschaftsdienst hatte, und fuhr sechs Stunden lang von Magdeburg nach Köln. Einige Stunden zuvor war auf seiner Station ein Säugling gestorben, er merkt immer wieder, gesteht er mir, dass ihn so etwas im Nachhinein noch lange beschäftigt. Auch hier im Hotel hat er selten seine Ruhe, alle fragen ihn aus. Um zwei Uhr nachts, als er gerade schlafen wollte, wurde er von Burcus Mutter aus dem Bett geklingelt, weil ihre Tochter so starke Knieschmerzen hatte. Zum Glück hatte er ein paar Tabletten dabei, die er ihr geben konnte, aber er dachte nur: Eigentlich müsste eine Mutter doch immer Schmerzmittel im Koffer haben bei einem Mädchen, das vor Arthrosen kaum mehr laufen kann. Er hilft, wo er kann, und kennt die Fragen, weil sie stets die gleichen sind, seitdem er sich so viel mit Progerie beschäftigt. Aber er sagt mir auch wieder: Es stört mich, dass es oft ein Nehmen und kein Geben ist, ich kriege selten etwas zurück, und manche Eltern erleben erst durch die Krankheit ihrer Kinder Dinge, zu denen sie normalerweise keinen Zugang hätten: weite Reisen, tolle Hotels und schönes Essen. In der Medizin nennt man das »sekundärer Krankheitsgewinn«, sagt Thomas Brune.

Yasin kümmert das alles nicht. Für ihn ist heute jede Sekunde ein Gewinn. Er hat Geburtstag! Die Sonne strahlt vom Himmel, die Luft schmeckt nach Frühling, und er freut sich ausgelassen über die vielen wilden Tiere im Zoo. Da, da, da, ruft er und zeigt auf Elefanten, Affen und Bären. Ich ziehe ihn im Bollerwagen über die holprigen Wege, während er auf den Auslöser einer kleinen Kinderkamera drückt, die er geschenkt bekommen hat. Bestimmt werden später auf den Bildern statt Büffel, Nilpferde oder Kamele nur seine krummen Finger zu sehen sein, denke ich. Aber macht doch nichts! Wenig später lutscht Yasin zufrieden an einem viel zu großen Eis und will damit vergeblich die Pinguine füttern, die hinter einer Glasscheibe ihre Späße treiben. Dann kuschelt er sich an die Hosenbeine seines Vaters und steht in trauriger Ehrfurcht vor dem Gehege eines Tigers, als könne er einfach nicht begreifen, warum so ein schönes Tier eingesperrt worden ist. Eingesperrt! An seinem Geburtstag! Aber Hauptsache, er *fühlt sich frei, denke ich, als er auf seinen schwachen Beinchen weiterwackelt.*

Der kleine Junge genießt es, Mittelpunkt zu sein. Oft genug wird er ja bei den Treffen nicht richtig ernst genommen, weil bei ihm noch so viel Kind durchschimmert. Gerade erst hatte ein junges Mädchen vermutet, sie glaube nicht, dass Yasin wirklich Progerie hätte. Das hat Meral Sancar sehr wütend gemacht, sie konnte sich gar nicht mehr beruhigen. Weil sie bei solchen dahergesagten Dummheiten oft in ihren eigenen Zweifeln umkommt. Erst als ihr dünner Sohn sie in stummer Liebe anlächelt, ging es ihr wieder besser. Er hat ja Geburtstag, sagt sie, ich will, dass er Freude hat. Er braucht solche Momente, sagt Meral Sancar, und ich möchte mir so einen schönen Tag auch nicht verderben lassen. Dann denkt sie, jetzt müsste nur noch jemand kommen, der ihr zuraunt: Freue dich, es werden nicht mehr so viele Geburtstage sein. Aber wenigstens das bleibt heute nur ein böser Traum. Ach, kleiner Yasin, sagt sie, hoffentlich kannst du noch oft so glücklich sein.

15.Juni 2004

Yasin hat eine schwere Lungenentzündung hinter sich. Er hatte mit seinem Vater in der Laube des Schrebergartens übernachtet, die Nacht war kalt, und am nächsten Morgen rasselte sein Atem. Das Fieber stieg sehr hoch, erzählt Meral Sancar mir, er spuckte Schleim und musste eine Woche lang mit Antibiotika behandelt werden. Danach wurde es besser. Heute sind wir in Münster bei Thorsten Marquardt, damit er ihn gründlich untersuchen kann. Er ist ein starker Junge, sagt der Arzt, Sie dürfen stolz auf ihn sein. Aber Yasin wirkt immer noch sehr angeschlagen und schaut uns aus müden Augen an. Dann ist alles wie immer. Lächeln, spaßen, ruhig sprechen, bis irgendwann die Spritze und das Schreien kommen. Dieses Mal wird Yasin das Blut am Kopf entnommen, er schwitzt vor Angst, ihm läuft der Schweiß bis in den Nacken. Als alles vorbei ist, wird er noch vermessen. Er wiegt neuntausendsechshundert Gramm und misst achtzig Zentimeter. Er wächst!, ruft Thorsten Marquardt. Wir sitzen da, sehen den kleinen Kerl, schweigen und lächeln. Yasin wächst!

Nachwort

Die Geschichte wurde mir niemals alltäglich und sie aufzuschreiben fiel mir schwer. Sie war mir oft unheimlich, natürlich unheimlich, sie bedrohte die letzten Reste meines Glaubens an Gott und verwirrte mich bis in meine Nächte hinein. Sie zeigte mir, wie weit Hoffnung und Mut auseinander liegen können und rüttelte mit aller Macht an dieser tief sitzenden Angst, ein Kind zu verlieren. Dieser schlimmen Furcht, die alle Eltern nach der Geburt ihrer Kinder haben und die auch ich nur zu gut kannte. Sie riss mir alte Wunden auf, die sich seit dem Sterben meines Sohnes nicht geschlossen hatten, und außerdem bewies sie mir, dass man sich mit dem Schicksal eines kranken Kindes niemals aussöhnen kann, schon gar nicht mit der Drohung eines frühen Todes. Lieber Himmel!, rief ich, wenn ich von meinen vielen Besuchen bei Yasin nach Hause fuhr, verflucht sei diese Welt, die so viel Angst und Tränen hinterlässt. Dabei blätterte ich, noch beim Autofahren, in den Notizen herum, in denen immer etwas von Wut, Trauer und Alpträumen stand, und besuchte kurz vor dem Heimkommen das Grab meines kleinen Jakob, der mit nicht einmal vier Jahren starb.

Ich hielt dann Zwiegespräche mit ihm, wie ich das häufig machte, wenn ich dort allein war, und erzählte ihm, dass es bei uns in der Zwischenzeit nicht viel gerechter geworden ist. Weil es immer noch Kinder gibt, die leiden müssen. Manchmal erwartete ich dann eine Antwort von ihm, hilflos und zornig wie ich war, wünschte mit geschlossenen Augen sein helles Stimmchen zu hören und sehnte mich nach seinem klaren Verstand, der die Dinge so konsequent nach gut und böse einordnen konnte. »Tod ist ein Blödmann, Papa«, sagte er oft oder »Heute ist ein schöner Tag«, und wie erleichternd wäre es doch gewesen, wenn ich hier an dieser Stelle und mit seiner Hilfe verstanden hätte, was ich mir da seit fast zwei Jahren in die Blöcke schrieb. Aber alles blieb stumm, nur das Windrad drehte sich auf seinem Grab, und ich weinte. Weil mein Sohn nicht mehr lebte und ich nichts dagegen tun konnte, dass es immer Kinder geben würde, die nur einige wenige Jahre vor sich hatten – und wie zum Beweis dieser Befürchtung wurden nicht weit von mir zwei neue Gruben ausgehoben. Du kannst, sagte ich mir, du kannst noch so viel schreiben, aber ändern wirst du nichts daran. Das Leben kann gar nicht gerecht sein, du bist dumm, dass du dir darüber überhaupt Gedanken machst. Es kann nicht gerecht sein und jeden gleich behandeln. Dann berührte ich wie immer zum Abschied sein Denkmal, fühlte den kalten Stein in meiner Hand und schlich mich vom Friedhof herunter.

Doch kaum war ich wieder zurück im Leben, fühlte ich mit neuem Mut: *Yasin wird es schaffen!* So, wie ich ihn kannte, wie ich ihn mochte, wie ich ihn schätzte. Er ist noch so jung, er wird es packen! Ich glaubte ganz fest daran, wenn ich ihn in den Armen hielt und mit ihm zusammen die wunderschönsten Grimassen schnitt. Ich sagte mir: Er wird eines Tages die Maske seines Alterns abschütteln, weil es dann hoffentlich ein Mittel gibt, das seine schlechten Gene verscheucht. Dann kann er Kind sein, solange er will, und muss sich nicht mit kurzem Atem und vor Schwäche bücken, um mühevoll durch seine Jugend zu schlurfen. Ja, das sagte ich und wollte daran glauben, weil ich ihn mittlerweile sehr lieb gewonnen hatte. Diesen süßen, kleinen Kerl, den die Zeit überrannte. Bestimmt schafft er es, sagte ich mir, und im gleichen Augenblick fragte ich mich, ob ich mir damit nur selbst etwas vormachen und die Wahrheit ignorieren wollte, um das Leid meines eigenen Sohnes aus den Träumen zu drängen.

Eine Frage blieb mir deshalb die wichtigste, sie hieß: Wie wird seine Zukunft sein? Und während ich sie mir stellte, schlich sich sofort wieder dieses Misstrauen heran, das ich während der ganzen Zeit niemals loswerden konnte. Ich konnte mich nicht dagegen wehren, es kroch hervor, legte sich über meine Hoffnungen, und ich zweifelte nicht nur, wenn ich am Grab meines Kindes stand. Ich war völlig überfordert. Mit der Trauer. Mit der Vergangenheit. Mit dem Wahnsinn dieser Krankheit. Ich hatte früher schon die Gesetze eines Herrn Mendel in der Schule nicht verstanden und seine Thesen der Vererbung, wie sollte ich dann die Progerie verstehen? Wie konnte man ihrer Verdammnis gerecht werden, dieser Unart von Natur, und was noch viel dringlicher war: Wie sollte es dabei erst einem kleinen Kind ergehen, das einfach nur in Ruhe älter werden wollte?

Doch dann kam die Hoffnung wieder, weil sie dem Misstrauen einen Tritt verpasste, sie war da, und ich freute mich darüber. Yasins Hoffnung gab es in keiner Arzneiverpackung, sie konnte nicht in einer Spritze aufgezogen werden, sie griff nicht nach der Zukunft, sondern stellte sich seiner Gegenwart. Seine große Hoffnung war seine Familie. Sie stellte keine blöden Fragen, sie gab es ohne Nebenwirkungen, sie liebte ihn, sie küsste ihn, sie nahm ihn, wie er ist: winzig, glücklich, zornig, leise, laut und traurig, und jeder in seiner Familie versuchte in dem Heute seine Furcht vor dem Morgen zu vergessen. Er ist ein starker Junge, sagte sie mit türkischem Stolz, keiner darf ihm seinen Willen brechen. Er soll teilhaben, er soll spüren, mitten im Dasein zu stehen. Mitten drin als nur daneben! Das ist eine Hoffnung, von der jedes Kind zehrt. Da sein, wenn du lachst und weinst, wenn Schmerz entsteht und auch Freude, einfach da sein, damit niemals die Einsamkeit an dir zerrt. Damit die Liebe verlässlich bleibt und das Vertrauen seine zarten Triebe auch durch den harten Boden der Tatsachen treibt.

Denke immer daran, sagte seine Familie, wir sind für dich da, kleiner Yasin, du bist dabei, wir werden nicht klein beigeben. *Klein beigeben!* Wie soll das auch gehen? Bei einem Kind von nicht einmal einem Meter? Wir trotzen dem Schicksal. Das ist die Hoffnung, die wir dir geben wollen, das ist die Hoffnung, mit der wir deine Krankheit zwar nicht vertreiben können, aber es ist eine Hoffnung, mit der du dich vor ihr verstecken und ausruhen kannst, im Schutz von Menschen, die dich lieben. In deiner Familie, in unserer Liebe, ja, immer wieder Liebe, das ist die echte Wahrheit jeder Hoffnung, dachte ich, und zu keinem Zeitpunkt wurde mir das deutlicher als kurz vor der Fertigstellung dieses Buches.

Wir fahren jetzt in die Türkei, sagten mir die Sancars im Juli 2004, wir fahren in unser Dorf, damit Yasin die Erde seiner Heimat riechen kann, diese frische Sehnsucht im Tau eines Morgens. Vielleicht gibt ihm das noch mehr Kraft, hofften sie. Sie packten ihn also ein, obwohl er noch an einer Lungenentzündung litt und fast vierzig Grad Fieber hatte, sie packten ihn ein, obwohl die Ärzte dagegen waren, und fuhren mit ihrem Auto bei drückender Schwüle in die Türkei. Sie bereiteten ihm auf der Rücksitzbank ein kleines Bett aus weichen Kissen, und seine Eltern fuhren drei Tage und drei Nächte lang durch und hielten nicht einmal auf dem langen Weg durch Jugoslawien an, weil sie fürchteten, dass ihnen dort die Räder gestohlen würden. Yasin war dabei, er musste dabei sein, trotz Husten, Schnupfen oder Schleim, er gehört ja schließlich dazu, und keiner behandelte ihn in solchen Augenblicken so, als wäre er auch nur irgendwie krank. Sechs Wochen lang war er dabei, er lief von Tür zu Tür, alle Verwandten herzten ihn, nahmen ihn vorbehaltlos wie er war, und obwohl er wegen der flimmernden Hitze nur Staub schmecken und keine frische Erde riechen konnte, erlebte er dort viele glückliche Tage. Ich fand das großartig, es machte mir Mut für seine Zukunft, obwohl ich viele kannte, die sagten, wie können die nur, die denken doch bloß an sich selbst und wollen nicht auf ihren Urlaub verzichten. Ihr wollt immer wissen, ob es bald ein Mittel gegen diese Krankheit gibt, antwortete ich diesen Zweiflern, aber das hier ist genauso wichtig: Diese Familie liebt ihr Kind.

Sie liebt ihr Kind, sie fühlt sein Herz und vertraut auf seine Kraft. Sie rief, Yasin Can, sei unser Kind und denke immer daran, dass du das *Leben* in deinem Namen trägst. Yasin hat den Stolz seiner Familie, die Wärme ihrer Nähe und eine Mutter mit großem Durchsetzungsvermögen. Er hat einen Vater, der nun seltener vor der Verantwortung flieht, und Menschen um sich, die von seiner Krankheit lernen müssen, dass man sich ohne Feigheit ihren Ängsten stellt. Er kennt die Entschlossenheit von Liebe und spürt die vorlaute Macht der mütterlichen Instinkte, und vielleicht wird ihm auch einmal sein Glaube an bestimmte Werte helfen, hoffe ich. Das alles konnte ihm zwar nicht die Hoffnung ersetzen, dass die Medizin doch eines Tages helfen könnte, aber immerhin gab es auch schon bei diesem kleinen Kerl Eigenschaften, die ihn groß machten und die ich sehr an ihm bewundere. Daher bin ich sicher, dass ihm eines Tages sein starker Willen helfen wird, allen Gaffern spöttisch ins Gesicht zu blicken und gegen alle Vorurteile anzukämpfen. Ich bin sicher und wünsche es ihm. So wie ich es seiner Mutter wünsche, dass sie sich auf die Einsicht ihres Schöpfers verlassen kann und er nicht beim nächsten Schicksalsschlag von der Wolke fällt. Aber oft war sie schon sehr enttäuscht darüber, dass sie auch von da oben so wenig zu erwarten hatte. Weißt du, sagte sie mir, wenn meine Kinder nicht wären, würde ich gern heute noch zu ihm gehen und ihn fragen, warum er das alles zugelassen hat.

Warum er das alles zugelassen hat? Das fragte sich Yasins Mutter immer wieder, doch für mich war es eine Frage, die einen nicht ernsthaft weiterbrachte bei dem Versuch, diese Krankheit zu begreifen. Nach dem *Warum* zu fragen, machte sowieso keinen Sinn, das wusste ich vom Tod meines Sohnes, es führte jeden geradewegs in eine traurige Sackgasse, aus der man nur sehr schlecht wieder herauskam. Meral Sancar aber stemmte sich mit aller Macht dagegen, sie wollte stark sein, ehrlich fühlen und, das besonders, hoffen. Sie wollte hoffen, weil einer liebenden Mutter wie ihr nichts wichtiger ist als das Wohl ihrer Kinder. Sie wollte hoffen und nicht aufgeben, sie musste lernen, täglich einen neuen Anlauf zu nehmen. Denn manchmal konnte sie einfach nicht hoffen, während sie zusehen musste, wie sie die Raten für das Auto und die Küche zahlen sollte. Manchmal fiel es ihr schwer, sich eine Zukunft auszumalen, die schon jetzt lange Schatten warf, und sie war nur froh, dass sie ihre eigenen, kleinen Hoffnungen vor zu dunklen Gedanken bewahrten.

Ihre Hoffnungen hießen auch Thomas Brune und Thorsten Marquardt. Sie stellten sich ihren Fragen und sorgten sich um ihre Ängste, und häufig verschrieben sie ihr nicht nur Salben, sondern spendeten ihr auch Trost, weil sie beide keine Ärzte sind, die sich hinter der Arroganz ihres Wissens verstecken. Sie machten ihr Mut, so lange sie ihn verantworten konnten, und versuchten ihrer Euphorie bei jeder neuen Erkenntnis mit der Vorsicht von Vernunft zu begegnen. Jedes Mal, wenn sie sich sahen, lag ein quälendes Erklärungsbedürfnis in der Luft, und oft hatte ich den Eindruck, dass sie sich bei der Familie dafür entschuldigen wollten, dass sie eine so grausame Krankheit bei ihrem Jüngsten gefunden hatten. Hören Sie auf!, rief Meral Sancar, wenn ihr Kopf dröhnte und sie nichts mehr von der Progerie wissen wollte, hören Sie auf! Aber eigentlich freute sie sich über das warme Vertrauen, über das Gefühl von Kompetenz und Menschlichkeit. Die beiden wunderbaren Ärzte waren Hoffnungen, die in ihrer Verzweiflung so stark werden konnten, dass sie von deren Wirkung fast abhängig wurde.

Andere Hoffnungen waren nicht immer zu fassen, sie kamen und gingen, enttäuschten, ermutigten und verflogen, sie trugen sie weit fort ins Glück oder brachten Meral Sancar den ganzen Jammer zurück. Manchmal konnten sie einfach auch nur in der Gestalt von Fathma, ihrer Schwester, auftauchen, weil sie mit ihr an der Verpackungsmaschine in der Fabrik reden konnte. Einfach nur reden konnte. Hoffnungen! Sie klopften an, besuchten ihre Seele und verschwanden wieder, und oft reichte es schon, wenn Kerstin Wiechers anrief und ihr sagte, ich bin da, Meral, wenn du mich brauchst, wenn du willst, kann ich dir von der Lebenslust meiner Tochter Svenja erzählen. Ich fragte mich, wie viel Stärke ihre Mutter eigentlich besitzen musste, damit sie noch einmal durch diese Hölle der Erinnerungen gehen konnte.

Die meisten wollten nur helfen, das war klar. Sie wollten sich einmischen mit ihrer Liebe, ihrer Betroffenheit, sich zeigen in zärtlicher Nähe. Aber Meral Sancar wusste oft nicht, wo das Mitleid aufhörte und die Furcht vor falsch verstandener Freundschaft begann. Sie wurde hin- und hergerissen zwischen Freude und Zweifel, zwischen Abneigung und Dankbarkeit, und das Starren auf ihr Kind, das mit der Zeit immer mehr zunahm, machte ihr die Sache nicht gerade leichter. Weil es solche Momente waren, in denen sie mit frecher Not zurückstarrte und diesen Menschen so fest in die Augen blickte, dass ihr keiner feige ausweichen konnte. Sie sagte dann immer: » Siehst du, Yasin, wir sind also doch vom Mars!«, und dabei wusste sie, es ist nur die Bitterkeit ihres schwarzen Humors. Aber bei einer Hoffnung, auf die sie bauen konnte, war sie sich stets der Verlässlichkeit gewiss, weil sie in zwei Jahren so sehr gewachsen war: Monika Demant war oft da, wenn man sie brauchte, und sie beschäftigte sich mehr mit Yasins Familie, als der Beruf einer Heilpädagogin eigentlich von ihr verlangte. Sie nahm Anteil an den Sorgen ihrer täglichen Hast, massierte ihre verletzte Seele, half dem dürren Jungen liebevoll, sich für eine schwere Kindheit stark zu machen, und freute sich über jede gute Regung seiner krummen Finger. Sie ist ein echter Schatz, sagte Meral Sancar mir.

Sie alle waren Hoffnungen, die ihnen sagten, ihr seid nicht allein, es waren Hoffnungen, die sie zum Atmen brauchten, damit sie nicht unter ihrem schweren Gemüt erstickten. Sie alle zeigten ihnen, dass die Welt nicht nur aus dummen Nachbarn, drückenden Schulden, kranken Kindern und nörgelnden Ehemännern bestand. Sie alle bestärkten sie in ihrem großen Stolz und ihrem Kampf um die Ehre der Familie, den ich immer am meisten an ihnen bestaunte. Diesen großen Stolz, der mich berührte, wenn sie mich in ihrer Wohnung auf Socken empfingen, mit diesem sanften Lächeln auf den Lippen, das jedes noch so schwere Schicksal zu verlachen schien, und ihren Ehrgeiz, jeden als Gast zu empfangen und es sich bei einem schönen Essen schmecken zu lassen. Nirgendwo glaubte ich mich willkommener als bei ihnen, ich konnte mich an ihren Regeln ausrichten und auf die Gesetze ihres Alltags verlassen. Diese strenge Tradition, stets an das Gute im Menschen zu glauben, obwohl ihr Vertrauen so oft erschüttert wurde, versuchte ich zum Maßstab für diese Geschichte zu nehmen. An diesen Werten, diesen unumstößlichen Eigenschaften wollte ich mich orientieren, ich konnte auch nicht anders und musste ihren Worten und Gedanken folgen, weil Yasin noch nicht sprechen konnte. Dieser feste Boden von Moral, die den Sancars so oft unten ihren Füßen brüchig wurde, war das Einzige, das glaubte ich sicher, was ihnen in der Trauer um ihr Kind Halt geben konnte.

Wie wird seine Zukunft sein? Was wird Yasin sagen, wenn er richtig reden kann? Was wird er fühlen, wenn er weiß, was Liebe ist? Wann wird er spüren, wie ihn seine Krankheit anders macht? Wie wird er es ertragen, wenn er erfährt, dass er früher sterben muss? Ich musste an das Kind in der Türkei denken, das von seinen Mitschülern in eine Mülltonne gestopft wurde, weil es ihnen zu hässlich war. Ich musste an Sarah denken, die in den Schlund eines Vulkans sehen wollte, um sich endlich von einem Wunsch zu befreien. Ich musste an Mégane denken, die fast in ihrer Schuld umkam, weil sie glaubte, dass sich ihr Vater wegen ihrer Krankheit aufgehängt hatte. Ich musste an ein Mädchen denken, das sich nicht die verdrehten Zähne ziehen lassen wollte, weil es fürchtete, es würde nicht mehr aus der Betäubung aufwachen. Ich musste an die lieben, kleinen Gespenster auf der Burg Satzvey denken und an alle anderen Treffen, auf denen sich die Reporter in das Vertrauen der kranken Kinder schleichen wollten, und musste mich fragen: Werde ich nicht auch die Gier nach einem schlimmen Schicksal füttern?

Seht her, das Greisenkind! Werden sich jetzt nicht Fernsehsender melden, um ihn in Sendungen einzuladen, in denen sich die Mienen der Moderatoren in gelernter Betroffenheit versteinern, während sie später wieder mit einem süffisanten Lächeln über das Liebesleben eines Dieter Bohlen plaudern? Konnte ich mich damit herausreden, dass er doch noch so klein und niedlich ist? Gilt dann nicht trotzdem der Vorwurf, voyeuristisch zu sein? Wie sollte ich beweisen, dass mich mittlerweile wahrhaftige Zuneigung trieb, wie konnte ich dieser Familie meinen Respekt erweisen und ernsthaft beteuern, dass ich Yasin manchmal so gern wie meine eigenen Söhne sah? Musste ich es überhaupt beweisen? Konnte die Nennung eines Spendenkontos und die Hoffnung auf das Mitgefühl der Leser mein Gewissen beruhigen? Wie werden später Yasins Sehnsüchte aussehen? Gesund sein, einfach nur gesund, normal sein, ja, wie gern normal, mit der Freude an einem Leben, das zwar kürzer, aber dafür nicht schlechter sein muss? Würde sich Yasin eines Tages auch mit letzter Kraft auf einen Vulkan schleppen, damit er sich von einem Wunsch befreit?

Es gab so viele Fragen, auf die ich keine Antworten kannte, denn ich wusste, hier schließt ein Buch, aber nicht seine Geschichte. Solange sie weitergeht, hoffe auch ich. Ich hoffe auf die Würde. Ich hoffe auf den Stolz. Ich hoffe auf die Vernunft. Ich hoffe auf die Medizin. Doch vor allem hoffe ich auf die Kraft der Liebe.

Dank

Ich danke Meral Sancar, dass sie mir von ihren Träumen und Ängsten erzählte und dabei den besten Salat der Welt servierte. Ali, Mehmet, Ahmet und Cennet danke ich für ihre ehrliche Liebe, mit der sie Yasin umsorgen, und Thomas Brune für seinen großen Mut, diese Geschichte angeregt zu haben. Außerdem danke ich Thorsten Marquardt für die Geduld bei seinem Versuch, mir die Progerie näher zu bringen. Dagmar Gassen möchte ich Dank sagen, weil sie mir alle journalistischen Freiheiten ließ, ebenso Dank an Regina Carstensen und besonders an Katharina Fokken und Ernst Piper für das Zustandekommen dieses Buches. Anam Al-Shajlawi gilt mein großer Dank für ihre seelische Unterstützung. Gräfin Beissel von Gymnich danke ich, weil sie so gut zu Kindern ist, Kerstin Wiechers für ihre bewundernswerte Offenheit und meiner Frau für ihre wichtige Kritik der ersten Abschrift. Claudia Kempf danke ich für die eindrucksvollen Bilder, meiner Familie, weil sie während des Schreibens meine schlechten Launen ertrug. Und natürlich danke ich Yasin und hoffe, dass ich in den nächsten, schweren Jahren sein Freund sein darf.

Spendenkonto zur Erforschung der Ursache und Therapie von Progerie:

Konto-Nr.: 81 001 504
BLZ: 810 000 00
Deutsche Bundesbank, Filiale Magdeburg
Verwendungszweck: Progerie

Informationen über:

www.med.uni-magdeburg.de/fme/zkh/prog

www.progeriafamilycircle.de

www.europrogeria.org